ENFERMEDADES CARDÍACAS

Cuerpo y salud

John W. Farquhar
Gene A. Spiller

ENFERMEDADES CARDÍACAS

Toda la información que necesitas saber
acerca de tu corazón

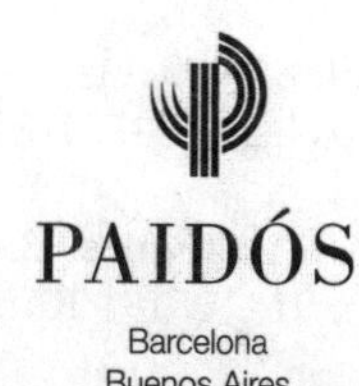

PAIDÓS

Barcelona
Buenos Aires
México

Título original: *Diagnosis: Heart Disease*
Publicado en inglés, en 2001, por W. W. Norton & Company, Nueva York
y Londres

Traducción de Fernando Fontán Fontán

Cubierta de Julio Vivas

La tabla de las págs. 37-38 extraída de *The American Way of Life Need Not Be Hazardous to Your Health*, edición revisada, by J. W. Farquhar, copyright © 1987 by the Stanford Alumni Association.

ISBN: 84-493-1188-8
Depósito legal: B-731/2002

Impreso en Gràfiques 92, S.A.
Av. Can Sucarrats, 91 – 08191 Rubí (Barcelona)

Impreso en España – Printed in Spain

Sumario

Primera parte
EL CORAZÓN ENFERMO

Segunda parte
ESTILO DE VIDA PARA UN CORAZÓN SANO

Agradecimientos

Son muchas las personas —demasiadas para mencionarlas a todas— que han contribuido a nuestro conocimiento actual de las enfermedades del corazón, y sin cuyo trabajo este libro no habría sido posible. Muchos de ellos tuvieron una visión de la materia avanzada al tiempo en el que vivieron.

Nuestros primeros agradecimientos deben ser para el doctor Bonnie Bruce, de Sphera Foundation, que ha colaborado de una forma muy importante en este libro; para las enfermeras Donna Louie y Sallie Whaley, de la Cardiac Therapy Foundation de Palo Alto, California, las cuales han dedicado muchos años a la rehabilitación cardíaca, y han hecho importantes contribuciones en el capítulo 7. Christine Reicker nos ha ayudado con sus conocimientos sobre los ejercicios de *fitness*; y John Richards, un artista de Palo Alto, ha sido el encargado de realizar las ilustraciones.

Le agradecemos a Rosemary Schmele de la Sphera Foundation sus correcciones y los valiosos consejos que nos proporcionó para la edición de todo el manuscrito; y su ayuda para procesar el texto. Asimismo, le damos las gracias a Mora Dewey y a Connie Burton por la ayuda editorial.

También le damos las gracias a nuestros colegas del Stanford Center for Research in Disease Prevention por sus numerosas contribuciones a la investigación, muchas de las cuales constituyen los puntales científicos de este libro.

Y finalmente, queremos mostrar nuestra gratitud a Nomi Victor de W. W. Norton por su trabajo editorial del manuscrito, y a Amy Cherry de W. W. Norton que nos hizo ver que podíamos escribir un libro diferente y creativo sobre esta materia. Amy nos recuerda a algunos de los grandes editores de libros del pasado. Este libro no hubiera sido posible sin ella.

JOHN W. FARQUHAR
Stanford, California

GENE A. SPILLER
Los Altos, California

Introducción

En la actualidad, para la mayoría de personas con una enfermedad de corazón las posibilidades no sólo de sobrevivir sino de tener un futuro brillante que les permita disfrutar de la vida con plenitud son mucho mayores de lo que habían sido en el pasado. Tanto en el tratamiento como en la prevención de las cardiopatías se han efectuado grandes avances. El índice de mortalidad debido a una enfermedad arterial coronaria (EAC), la cual aproximadamente es la causa de la mitad de las muertes debidas a enfermedades del corazón, ha disminuido un 55 % desde 1967. El índice de mortalidad por apoplejías ha descendido más todavía. En tanto que los avances en la tecnología médica son un factor muy importante en estas estadísticas, las buenas noticias para usted, el paciente, son que se sabe que los cambios en la dieta, en el ejercicio que se efectúa y en el hábito de fumar pueden modificar e incluso invertir el curso de un gran número de casos de enfermedades del corazón. Incluso en aquellas personas que padecen una lesión cardiovascular lo suficientemente grave como para que sea poco probable un retorno a una vida plena y activa, normalmente se puede evitar un empeoramiento de su dolencia.

Casi todas las cardiopatías diagnosticadas son en realidad enfermedades *arteriales*, en las que estos vasos sanguíneos se obstruyen debido al colesterol que hay en la sangre, impidiendo que el oxígeno necesario, que se transporta a través del torrente sanguíneo, llegue al corazón. De ello pueden resultar múltiples efectos secundarios: ataque al corazón, insuficiencia congestiva cardíaca, apoplejía y ritmos cardíacos irregulares. En la actualidad, esta obstrucción de las arterias (denominada *aterosclerosis*) puede mejorar utilizando técnicas médicas modernas, *y también cambiando nuestros hábitos*.

Es posible que usted haya comprado este libro por uno de los siguientes motivos:

- Ha sufrido un infarto.
- Su médico le ha diagnosticado una enfermedad del corazón.
- Ha experimentado síntomas que usted sospecha que podrían indicar que padece una cardiopatía, y quiere acudir al médico preparado para efectuarle las preguntas adecuadas.
- Tiene un historial familiar de enfermedades del corazón, y quiere hacer todo lo que esté en sus manos para evitar que usted y sus familiares desarrollen una afección de este tipo.
- Un amigo o un familiar se siente desconcertado ante esta enfermedad, y usted cree que este libro le puede ser de utilidad.
- Simplemente, desea ampliar sus conocimientos sobre las enfermedades del corazón para prevenirlas.

Este libro responderá a las preguntas que generan tantas inquietudes utilizando lo menos posible la jerga médica.

El libro está dividido en dos partes: una en la que se tratan las preocupaciones que puede tener un enfermo con este problema; y otra en la que se muestra cómo poner en práctica un plan de vida sana a largo plazo. En la primera parte de este libro, «El corazón enfermo», se describen las diversas enfermedades del corazón y sus síntomas; el funcionamiento de este órgano, y los diversos tests médicos y tratamientos disponibles; además se ayuda a evaluar los factores de riesgo de sufrir una cardiopatía. En la segunda parte, «Estilo de vida para un corazón sano», se ayuda a replantear las opciones de estilo de vida que se han escogido.

La expresión «enfermedad del corazón» es a menudo confusa, puesto que con ella se hace mención a una amplia gama de afecciones, que en ocasiones no guardan ninguna similitud entre sí, y a una serie de síntomas, que en realidad no son enfermedades. Hemos organizado este libro de forma que pueda encontrar rápidamente lo que es relevante para su particular situación. Si desea una descripción de un síntoma o de una enfermedad, y la información sobre los tests y tratamientos disponibles, pero no está interesado en saber cómo funciona el corazón, omita leer el capítulo 1. Si quiere conocer los mecanismos que facilitan que el corazón funcione de una forma adecuada o que provocan los problemas, encontrará esta información en el capítulo 2. Si lo que le interesa son los factores de riesgo y de protección, lea el capítulo 3. Los tests de diagnóstico se explican en el capítulo 4; los medicamentos en el capítulo 5; las principales intervenciones quirúrgicas, desde el *bypass* hasta la angioplastia, en el capítulo 6; y el crucial período del restablecimiento después de un infarto en el capítulo 7. Si sus principales preocupaciones se centran en la prevención, lea la segunda parte de este libro (capítulos 8 a 11, y el epílogo). Al final de esta obra encontrará una amplia bibliografía sobre las cardiopatías, su prevención y los cambios en el estilo de vida. Este libro dará respuesta a muchas de las preguntas que se suscitan sobre este tema. También encontrará cuestiones para plantearle a su facultativo o a los profesionales sanitarios. Aprenderá que muchos de los factores de riesgo pueden controlarse cambiando el estilo de vida.

Esto nos lleva al propósito de este libro: naturalmente que deseamos informarle a usted, el paciente, de los mecanismos y manifestaciones de las cardiopatías, pero *nuestro principal propósito es educarle dándole a conocer las posibilidades de participación activa en la prevención y en el restablecimiento de una enfermedad cardiaca aterosclerótica*. Con esta intención hemos concebido el contenido de la segunda parte, «Estilo de vida para un corazón sano».

Probablemente sabrá que en Estados Unidos las enfermedades del corazón constituyen la principal causa de muerte. En Estados Unidos y en los países industrializados como Canadá, el Reino Unido, el norte de Italia (la parte industrializada de Italia), y Europa central y occidental, las enfermedades coronarias (un estrechamiento de las arterias coronarias que rodean el corazón, normalmente debido a una aterosclerosis, y que suele tener como consecuencia un infarto) son las enfermedades del corazón más frecuentes. Estos países tienen en común un cierto grado de industrialización, la vida sedentaria, el consumo de tabaco, una dieta rica en productos animales y alimentos refinados bajos en fibras. Como aspecto positivo hay que señalar que, si bien las cardiopatías continúan siendo la principal causa de muerte en los países occidentales, su *incidencia* está disminuyendo, especialmente en el Reino Unido, Estados Unidos y Canadá. El aspecto negativo es que las cifras son altas y están todavía aumentando en los países del Este de Europa; y a medida que el estilo de vida occidental está penetrando en Asia, África y los restantes países en vías de desarrollo de todo el mundo, los índices de las enfermedades del corazón están también aumentando en esos lugares. Esto es indicativo de que hay algo en el estilo de vida occidental que no es adecuado. En Estados Unidos la disminución del tabaquismo, junto con la concienciación de la necesidad de una dieta sana y de realizar ejercicio, ha sido la principal causa del descenso de la mortalidad debida a enfermedades cardíacas. Debido a la mayor conciencia sobre la salud y a los avances en las técnicas de intervención médica, aunque Estados Unidos ocupó durante un tiempo el primer lugar en los índices de mortalidad por cardiopatías, hoy en día está situado en el puesto décimo entre los países industrializados.

Hay muchas razones culturales y psicológicas por las que las personas caen en hábitos de vida poco saludables; y a menudo esos hábitos son difíciles de cambiar. Sin embargo, el diagnóstico de una enfermedad del corazón es algo grave, intimidatorio y potencialmente mortal. Para muchos puede constituir un aviso necesario, que los impacta y los sitúa en la coyuntura de tener que escoger un estilo de vida que no sólo mejorará su salud, sino que también los conducirá a una plenitud vital.

Primera parte

EL CORAZÓN ENFERMO

Capítulo 1

El funcionamiento del corazón

EL CORAZÓN ES UNA BOMBA

El corazón es una bomba que de forma rítmica se contrae y se relaja. Piense en los principios en los que se basa el funcionamiento de una bomba de agua manual. Cuando se hace bajar la manivela se ejerce presión sobre el agua a través de una espita. Al levantarse la manivela se crea el vacío y ello provoca la captación del agua del pozo. El flujo del agua hace que se abra una pequeña «trampilla», una válvula, que se abre únicamente en una dirección. Una vez que el agua entra en el ingenio de bombeo ya no puede volver al pozo, su única salida es a través de la espita.

Así es como trabaja el corazón. Es la bomba encargada de que circule el oxígeno, el agua y los nutrientes a través del torrente sanguíneo para su distribución por todos los tejidos orgánicos, incluidos los del propio corazón. La pared cardíaca es un músculo y, al igual que cualquier otro músculo, necesita oxígeno, agua y nutrientes para funcionar. Pero contrariamente a lo que sucede con los otros músculos, como los de los brazos o las piernas, que al estar en reposo requieren un mínimo aporte de oxígeno, el músculo cardíaco para seguir latiendo precisa, en cada uno de los instantes de la vida, un abundante suministro de oxígeno. El corazón efectúa aproximadamente unos 70 latidos cada minuto; y cuando se está físicamente activo late más deprisa. (¡Esto significa que el corazón de una persona de 85 años ha realizado más de 3.127.320.000

de latidos!) Cuanto más activo sea usted mayor será la cantidad de oxígeno que precisará.

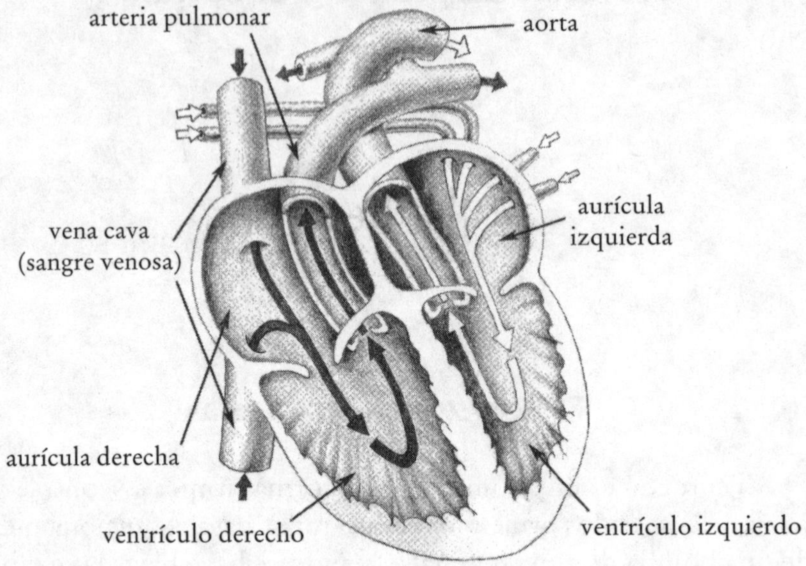

Figura 1.1: Corte transversal del corazón.

DOS BOMBAS EN UNA

En realidad el corazón es una bomba *doble*, en la que cada parte es completamente distinta de la otra. En el corte transversal del corazón (véase la figura 1.1) vemos que hay cuatro cavidades. Las dos cavidades del lado derecho reciben la sangre que proviene de todas y cada una de las partes del organismo a través de una vena muy importante, la *vena cava*. Esta sangre entra en la cavidad superior, denominada *aurícula* derecha; de aquí pasa a la cavidad inferior, el *ventrículo* derecho, desde donde es bombeada a través de la arteria pulmonar a los pulmones, lugar en el que se efectúa el intercambio de dióxido de carbono por oxígeno fresco.

Esta sangre limpia, preparada para distribuir el oxígeno por todos los tejidos, regresa a la parte izquierda del corazón, se introduce en la cavidad superior, la *aurícula* izquierda, a continuación desciende, a través de una válvula, al *ventrículo* izquierdo, desde donde se bombea sangre hacia la *aorta*, que es una gran arteria que se va subdividiendo en otras arterias, cada vez más pequeñas, a lo largo de todo el organismo. El lado izquierdo del corazón está completamente separado del derecho.

La fase de contracción del corazón se denomina *sístole*; y la fase de relajación, cuando las cavidades se expanden, permitiendo la entrada de sangre en las aurículas y en los ventrículos, se denomina *diástole*.

EL CORAZÓN COMO PARTE INTEGRANTE DEL SISTEMA CARDIOVASCULAR

El corazón está conectado a los pulmones por vasos sanguíneos mayores, lo cual posibilita un continuo intercambio de oxígeno, y hace que sea posible la eliminación del dióxido de carbono, que es un producto derivado de la producción de energía por el organismo. Los vasos sanguíneos, desde los principales hasta los más pequeños, llegan a todos los tejidos del cuerpo humano. Los vasos (que bien podrían denominarse tuberías) que transportan sangre rica en oxígeno a las diversas partes del organismo reciben el nombre de *arterias*. Cuando las arterias se hacen muy pequeñas pasan a denominarse *capilares*, un nombre que se deriva del latín *capillus*, que significa «cabello», dado que los capilares son como finos cabellos humanos. Los vasos sanguíneos que sirven para conducir la sangre de los tejidos a los pulmones se llaman *venas*.

LAS ARTERIAS CORONARIAS

Las arterias que forman una corona sobre el músculo del corazón proporcionan oxígeno y nutrientes a este órgano. Debido a esta estructura característica de corona que adoptan estas arterias han recibido el nombre de *coronarias*. Estas arterias son el único medio que tiene el corazón para recibir el suministro que necesita para mantenerse vivo. Al igual que si usted deja de respirar durante un corto espacio de tiempo se asfixia y muere, el músculo del corazón no puede permanecer sin una vía abierta durante unos pocos minutos sin sufrir un daño.

LAS VÁLVULAS CARDÍACAS

En el corazón hay cuatro válvulas, las cuales impiden que el flujo sanguíneo retroceda después de la contracción de las cavidades, y posibilitan que la sangre se dirija hacia los ventrículos, las arterias pulmonares y la aorta. Estas válvulas son la *válvula tricúspide*, que controla el flujo de la sangre por la aurícula derecha hacia el ventrículo derecho; la *válvula pulmonar*, que es la puerta existente entre el ventrículo derecho y la arteria pulmonar; la *válvula mitral*, que permite que la sangre se dirija desde la aurícula izquierda al ventrículo izquierdo; y la *válvula aórtica*, que posibilita el paso de la sangre del ventrículo izquierdo a la aorta.

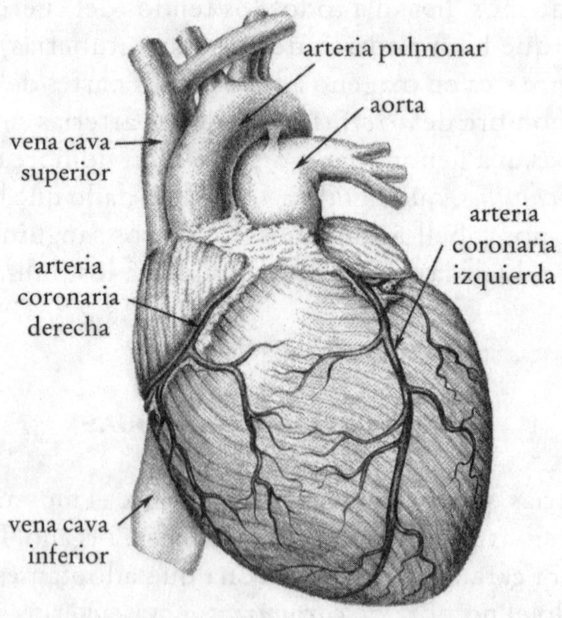

Figura 1.2: Arterias coronarias.

EL SISTEMA ELÉCTRICO

Todo el bombeo del corazón está controlado por un sistema eléctrico muy preciso. Volvamos al punto en el que la sangre oxigenada regresa a la parte derecha del corazón, hacia el interior de la *aurícula derecha*. En esta cavidad hay también un generador de señal eléctrica denominado *nódulo sinoauricular* (nódulo SA). Este nódulo actúa como una especie de marcapasos natural: libera impulsos eléctricos regulares, que provocan que la aurícula derecha se contraiga. (Recuerde que el corazón es principalmente un músculo, y que su reacción a un impulso eléctrico es contraerse.) Los impulsos provenientes del cerebro, que viajan a través del sistema nervioso, también intervienen en la sincronización de la señal del nódulo SA, pero se ha descubierto que el nódulo puede actuar de forma independiente si es necesario.

Cuando la señal eléctrica llega al músculo de la aurícula toda la cavidad se contrae forzando a que la sangre que hay en el interior de la cavidad pase a través de la válvula tricúspide y penetre en el ventrículo derecho. El impulso eléctrico hace contacto con otro nódulo eléctrico, el *nódulo auriculoventricular* (nódulo AV), y estimula al ventrículo haciendo que se contraiga, forzando ahora a que la sangre se dirija hacia las arterias pulmonares en dirección a los pulmones. Casi de forma simultánea la aurícula izquierda y posteriormente el ventrículo izquierdo se contraen, haciendo que la sangre oxigenada se dirija hacia las arterias por las cuales circulará por todo el organismo. ¡El ciclo completo de transmisión de señales y de contracción de las cavidades del corazón (incluyendo también la relajación de este órgano) se produce aproximadamente en tan sólo un segundo! Como podrá deducirse, si la señal eléctrica falla, esto afectará a todo el sistema de bombeo de sangre y de oxígeno.

PRESIÓN ARTERIAL

La presión arterial se controla principalmente a través de la contracción y la relajación del músculo del corazón, de la forma y el tamaño de las arterias y de un funcionamiento adecuado del riñón.

La causa más importante de que la presión arterial sea elevada es el estrechamiento de muchos miles de pequeñas arterias, denominadas *arteriolas*. Los riñones también afectan a la presión de la sangre puesto que controlan la cantidad de líquidos en el organismo, reteniendo o excretando agua y determinados minerales que se hallan en solución en la sangre, como el potasio y el sodio. Cuando se retiene agua, el volumen de la sangre aumenta y ello provoca que suba la presión arterial. Un aumento en el volumen de los líquidos y un estrechamiento de las arteriolas pueden conjugar sus efectos y hacer que la presión arterial se eleve todavía más.

¿POR QUÉ PUEDE FALLAR EL CORAZÓN?

El daño a cualquiera de los componentes del corazón puede provocar que pierda su eficiencia de bombeo, lo cual causa una insuficiencia en el aporte de oxígeno a los diversos órganos y, en especial, al propio corazón. Los fallos pueden ocurrir en la transmisión de las señales eléctricas al músculo del corazón, en la acción mecánica de bombeo del corazón, incluyendo las disfunciones en las válvulas cardíacas, y en las arterias coronarias que constituyen el entramado de vasos sanguíneos que alimentan al músculo del corazón.

Capítulo 2

Los múltiples aspectos de las cardiopatías

En este capítulo encontrará las respuestas a sus interrogantes sobre los principales tipos de cardiopatías y sus causas subyacentes, como la aterosclerosis. Aprenderá sobre la relación que existe entre el colesterol y las placas de las arterias, las enfermedades coronarias y los ataques cardíacos, las arritmias, los ATI, las obstrucciones del corazón y las fibrilaciones. Se proporcionará una breve definición de apoplejía, pues aun cuando la apoplejía no es una cardiopatía, ambos trastornos tienen algunas similitudes en las causas subyacentes. De las diversas enfermedades que encontrará en este capítulo, la denominada *enfermedad coronaria del corazón* es con diferencia la más habitual.

¿Qué es una cardiopatía?

Con el término «cardiopatía» se alude a un grupo de enfermedades del corazón y de las arterias que están integradas en el grupo patológico más amplio de las denominadas enfermedades cardiovasculares (cardio = corazón, vascular = relativo a los vasos sanguíneos). Estos trastornos son con diferencia la principal causa de muerte en Estados Unidos, tanto entre los hombres como entre las mujeres (aproximadamente, un millón de fallecimientos anuales —*o una muerte cada 33 segundos*—). Más del 90 % de las cardiopatías tienen su origen en un problema subyacente, como el estrechamiento de las arterias debido al colesterol y al tejido fibroso, un proceso conocido como aterosclerosis.

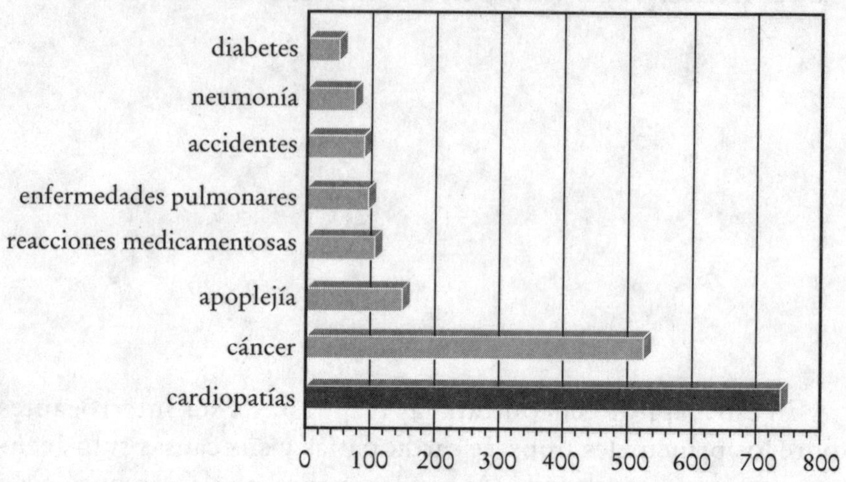

Figura 2.1: Principales causas de muerte en Estados Unidos en 1994 (en miles).

¿QUÉ ES EL COLESTEROL?

El colesterol es una sustancia parecida a la cera y similar a la grasa, que es producida por el hígado, y que está presente en todos los tejidos animales. Se trata de una sustancia importante que cumple muchas funciones orgánicas. Es un bloque de celdillas, es la molécula inicial para la síntesis de múltiples hormonas (incluyendo las hormonas sexuales), como los ácidos biliares (que produce el hígado y que son secretados al intestino durante la comida para ayudar a digerir las grasas) y muchas otras sustancias, como la vitamina D.

Cuando el colesterol está presente en los alimentos, se alude a él como *colesterol alimentario*. Este tipo de colesterol se halla en los alimentos de origen animal: carne, pescado, huevos y productos lácteos. Cuando comemos productos que contienen colesterol, esta sustancia se absorbe por los intestinos y pasa al torrente sanguíneo. El colesterol que se encuentra en la sangre es una combinación del colesterol que se absorbe de los alimentos y del colesterol que es sintetizado por el hígado. Esto es lo que se mide cuando se efectúa un análisis de sangre y se alude a él como *colesterol en el suero* o *colesterol en la sangre*. Aunque a un tipo se le denomine colesterol alimentario y al otro colesterol en el suero, la molécula del colesterol es la misma en ambos casos.

Los vegetales no contienen colesterol, pero las células de todas las plantas tienen sustancias similares que se denominan fitosteroles (de la palabra griega *fitos*, que quiere decir «planta»). Los fitosteroles no se absorben por el organismo, y actúan bloqueando parte del colesterol que se ingiere en la dieta impidiendo que sea absorbido; lo cual es uno de los motivos por los que es tan saludable una dieta basada en el consumo de productos vegetales.

El organismo produce todo el colesterol que necesita. Si la dieta contiene demasiado colesterol adicional, los niveles de esta sustancia en sangre aumentarán, lo cual contribuirá a aumentar el riesgo de aterosclerosis.

¿LA ARTERIOSCLEROSIS ES LO MISMO QUE LA ATEROSCLEROSIS?

Ambos términos se pueden emplear de forma casi indistinta, pero en la actualidad la palabra aterosclerosis se utiliza con mayor frecuencia. *Arterio* significa «perteneciente a una arteria», y *atero* es algo blando, dúctil y pastoso.

¿QUÉ SIGNIFICA SI ME DICEN QUE TENGO UNA PLACA EN UNA ARTERIA DEL CORAZÓN?

Las placas son depósitos de colesterol y tejido fibroso que se acumulan a lo largo de muchos años, ya desde la infancia, debido a diversos factores como el tabaco o un elevado nivel de colesterol en la sangre, entre otras causas. Estos depósitos son como protuberancias en el interior de la arteria y se denominan placas ateroscleróticas. Cuando las placas se acumulan y estrechan las arterias del corazón (denominadas arterias coronarias) en aproximadamente un 50 % de su diámetro original, entonces se puede diagnosticar que existe una enfermedad en las arterias coronarias, aunque existen tests muy sensibles, que no se realizan muy frecuentemente, que pueden detectar depósitos más pequeños.

Después de que se haya producido un estrechamiento de más o menos un 50 %, la enfermedad arterial coronaria o EAC puede, de forma gradual o repentina, obstaculizar el bombeo y la circulación de la sangre, privando a los tejidos y a los órganos (incluyendo el propio corazón) de la sangre y el oxígeno esenciales.

ME DIJERON QUE TENÍA UNA CARDIOPATÍA CORONARIA. ¿QUÉ RIESGO CONLLEVA ESTA ENFERMEDAD?

Con frecuencia, si no se trata de una forma adecuada, una cardiopatía coronaria conduce a sufrir un «ataque cardíaco», también conocido como infarto de miocardio (un IM), o trombosis coronaria, que es fatal en aproximadamente un 30 % de los casos. Anualmente, en Estados Unidos se producen cerca de 1,5 millones de infartos. Los corazones lesionados por un IM, especialmente cuando la persona tiene también una presión arterial alta (lo cual se suele denominar hipertensión), pueden conducir a un debilitamiento de los músculos cardíacos y a una enfermedad conocida como insuficiencia cardíaca congestiva, o ICC. Aunque la ICC provoca unas 50.000 muertes al año, las debidas a la EAC son mucho más numerosas (aproximadamente, unas 500.000 anuales).

La cardiopatía coronaria y la insuficiencia cardíaca congestiva son la causa del 95 % de los fallecimientos debidos a enfermedades del corazón en Estados Unidos. Las buenas noticias son que tanto el diagnóstico como el tratamiento han mejorado de forma espectacular durante los últimos cuarenta años. En la actualidad el diagnóstico de una enfermedad del corazón no es ya motivo para darlo todo por perdido y prepararse para lo peor. En cambio, sí que significa un aviso para emplear todos los medios al alcance de la persona, para adquirir conocimientos sobre la enfermedad y para trabajar en colaboración con los médicos y con los profesionales

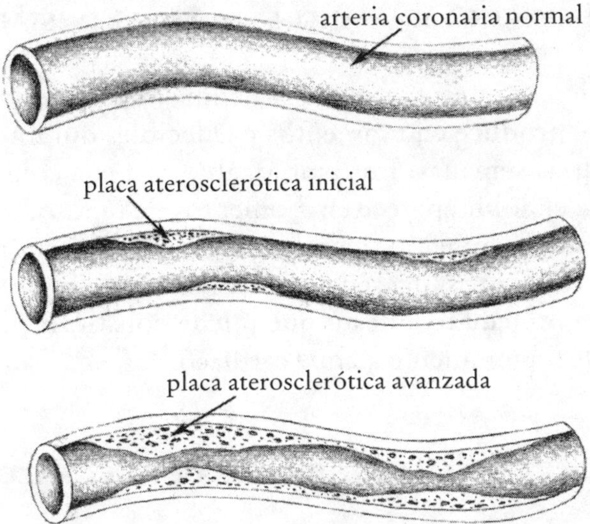

Figura 2.2: Diversas fases de la formación de la placa aterosclerótica en la arteria coronaria.

sanitarios para detener, tratar y en algunos casos invertir el curso de la enfermedad.

¿LA ANGINA DE PECHO ES UNA «ENFERMEDAD DEL CORAZÓN»?

La angina de pecho es un síntoma de una cardiopatía subyacente. Está causada por un estrechamiento de las arterias del corazón debido a una aterosclerosis, la padecen aproximadamente 7 millones de estadounidenses, y anualmente se declaran unos 400.000 nuevos casos. La angina de pecho se refiere a las molestias y al fuerte dolor que se produce en la zona que se encuentra bajo el esternón en la parte central del pecho, y que puede extenderse hacia la mandíbula o hacia el hombro izquierdo y el brazo. Este dolor, que normalmente dura menos de cinco minutos, suele producirse después de realizar ejercicio y es más frecuente cuando se está expuesto al frío, tras las comidas o durante situaciones de mucho estrés.

¿Qué significa una angina de pecho inestable?

Su médico se referirá a su angina como «angina estable» si su aparición se produce en momentos predecibles durante el transcurso de varias semanas. En cambio, aludirá a ella como «angina inestable» si el dolor aparece en momentos de reposo, es más grave, o aumenta su duración (más de diez minutos) o su frecuencia. La angina inestable es una señal indicativa de que se precisa atención médica inmediata, puesto que puede constituir un síntoma que alerte de un inminente ataque cardíaco.

¿Qué es exactamente un ataque al corazón?

Un ataque al corazón es la obstrucción de una o más arterias cardíacas (las arterias coronarias) suficiente para dañar algunas células musculares del corazón. Esta obstrucción se debe en primer término al estrechamiento de la arteria como consecuencia de las placas ateroscleróticas, y a la intervención de un coágulo (o trombo) que obtura por completo la arteria, provocando el usual «ataque cardíaco».

Un ataque al corazón, a menudo llamado «coronario», tiene dos denominaciones «oficiales» que se pueden utilizar indistintamente: *trombosis coronaria* o *infarto de miocardio* (abreviado IM). Puesto que el término *trombosis* alude a un «coágulo», la expresión *trombosis coronaria* se refiere a un coágulo que bloquea una arteria. El estrechamiento de la arteria provoca que ésta sea vulnerable al coágulo. El infarto de miocardio es el resultado final: el músculo del corazón (el *miocardio*), privado de oxígeno, debido a que la sangre no riega algunas de las partes del músculo, responde con un *infarto*. El término infarto proviene de la palabra latina *infarcire*, que significa «disecar», con lo que se refiere a la apariencia rojiza e hinchada de esa parte dañada del corazón.

La obturación de una arteria debido a la trombosis lesiona las células del músculo del corazón, que libera unas sustancias químicas, denominadas enzimas, al torrente sanguíneo. Esto permite al médico confirmar el diagnóstico midiendo los niveles en sangre de estas enzimas.

¿CUÁLES SON LAS SEÑALES DE ALARMA DE UN ATAQUE AL CORAZÓN?

Habitualmente, los ataques al corazón causan un dolor en el pecho que dura más de diez minutos. También pueden provocar un ritmo de latidos anormalmente rápido, sudores y, si se trata de un ataque grave, una interrupción de la acción de bombeo (lo cual conduce al *shock*). Algunos ataques cardíacos más leves pueden ocurrir sin provocar síntomas, y algunos dan lugar a síntomas que se perciben como una «indigestión», o una sensación de plenitud en la parte alta del abdomen.

¿QUÉ SIGNIFICA SI MI DOCTOR DICE QUE PADEZCO UNA INSUFICIENCIA CARDÍACA?

Una insuficiencia cardíaca, que se caracteriza porque la parte más gruesa del músculo del corazón pierde su capacidad para contraerse, se denomina insuficiencia cardíaca congestiva, o ICC. La palabra congestión se refiere a la acción de toser y al aumento de los fluidos en los pulmones como consecuencia del aumento retrógrado de la presión debido al debilitamiento del músculo cardíaco. La insuficiencia cardíaca congestiva puede ser leve o grave, puede provocar fatiga respiratoria, retención de líquidos y edemas en los tobillos (todos son síntomas de que el músculo del corazón se ha debilitado).

¿QUÉ ES UN BLOQUEO DEL CORAZÓN?

Un bloqueo del corazón es un bloqueo parcial o total de los impulsos eléctricos que se originan en la aurícula o en el nódulo sinoauricular y que impide que esos impulsos alcancen el nódulo auriculoventricular y los ventrículos. Existen varios grados de bloqueo cardíaco. A menudo este trastorno se corrige mediante la utilización de un marcapasos (véase el capítulo 6).

¿SI HE PADECIDO UNA APOPLEJÍA, SIGNIFICA ESTO QUE PADEZCO UNA CARDIOPATÍA?

No. Una apoplejía significa que se ha sufrido una lesión en una parte del cerebro a causa de una hemorragia en una arteria cerebral, o bien debido a la obstrucción de una de esas arterias. Dado que este trastorno afecta a las arterias, una apoplejía se puede encuadrar dentro de la categoría de las enfermedades cardiovasculares. Las apoplejías son la causa de la muerte de unos 160.000 estadounidenses cada año, o uno cada 3,3 minutos (aproximadamente, una cuarta parte de las muertes causadas por una enfermedad arterial coronaria).

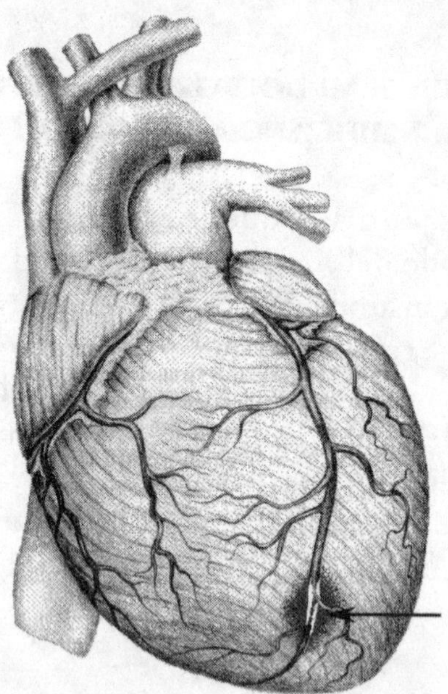

Figura 2.3: Bloqueo de la arteria coronaria en la zona del ventrículo izquierdo, donde se puede apreciar la lesión en el músculo del corazón: un infarto de miocardio.

¿CUÁL ES LA CAUSA DE LAS APOPLEJÍAS?

Aproximadamente, dos terceras partes de las apoplejías se deben a placas ateroscleróticas en las arterias del cerebro (arterias *ce-*

rebrales). Estas placas estrechan más de la mitad el diámetro de estos vasos sanguíneos y provocan que se formen coágulos que bloquean por completo la arteria (esto es lo que se conoce como trombosis cerebral). Hay tres arterias cerebrales principales: *anterior*, *media* y *posterior*. Las obstrucciones a causa de un coágulo se producen bien en estas arterias principales o bien en vasos más pequeños. Las apoplejías también pueden deberse a una hemorragia provocada por la rotura de una arteria cerebral (es lo que se denomina apoplejía hemorrágica) y son especialmente frecuentes en aquellas personas que tienen la presión arterial alta.

A MI MADRE LE HAN DIAGNOSTICADO QUE PADECE AIT. ¿QUÉ SIGNIFICA?

AIT son las siglas de ataques isquémicos transitorios, a menudo denominados «pequeñas apoplejías», cuyos efectos suelen ser breves, ya que habitualmente duran menos de una hora. Pueden producirse de forma repetida durante unos cuantos días o semanas, y son una importante señal de que debe buscarse asistencia médica. Normalmente, los síntomas incluyen un breve aturdimiento, hormigueos, debilidad en un solo costado del cuerpo, o una pérdida temporal de la capacidad de hablar. La mayoría de estos ataques están causados por pequeños trozos de placa aterosclerótica, que se desprenden en el interior de las arterias que suministran sangre al cerebro. Estas pequeñas partes de placa se desplazan arrastradas por la sangre. Cuando uno de esos fragmentos tapona una pequeña arteria en el cerebro se produce lo que se denomina un émbolo. La lesión que provocan estos pequeños fragmentos es normalmente menos grave, debido a dos motivos: la arteria es menor y no riega una amplia zona del cerebro, y la sustancia que tapona la arteria suele disolverse en unos pocos minutos.

Mi marido tiene una arritmia. ¿Es grave?

Las arritmias son trastornos del ritmo de los latidos cardíacos, que en ocasiones pueden ser mortales. La fibrilación auricular (en las cavidades superiores del corazón) es un tipo de arritmia que puede modificarse y transformarse en un ritmo normal con la aplicación de una descarga eléctrica sobre el corazón, o bien puede enlentecerse con la administración de fármacos. La fibrilación auricular se manifiesta en un pulso irregular, normalmente con una velocidad de pulsaciones que oscila entre las 100 y las 140 por minuto. Cualquier ritmo de latidos rápido e irregular requiere atención médica en breves horas. La fibrilación auricular es más frecuente en personas de más de 50 años. La *causa* real de la fibrilación auricular es normalmente desconocida; sin embargo algunos casos se dan en personas con glándulas tiroideas hiperactivas (trastorno conocido como tirotoxicosis). La fibrilación auricular no es el *resultado* de una enfermedad arterial coronaria, pero puede agravarse si ha existido previamente una insuficiencia cardíaca congestiva, la cual a menudo sí que está provocada por una enfermedad arterial coronaria.

Una arritmia que afecte a las cavidades inferiores del corazón (los ventrículos) es muy peligrosa. El organismo sólo puede resistir la fibrilación ventricular unos pocos minutos antes de que sobrevenga la muerte. Se cree que la fibrilación ventricular es la causa directa de la mayoría de fallecimientos súbitos debidos a una cardiopatía. Una arritmia como la fibrilación ventricular es casi siempre *consecuencia* de un ataque al corazón, y se suele producir a los pocos minutos del comienzo del ataque. La obturación de una arteria del corazón debido a un coágulo (la causa del ataque cardíaco) priva al músculo del corazón de sangre y oxígeno, lo cual desencadena la fibrilación del ventrículo (y consecuentemente pierde su capacidad de bombeo).

Hay muchos tipos distintos de arritmias. Investigaciones recientes han demostrado que las dietas que contienen grasas omega 3 (presentes en semillas de lino, nueces, pepitas de uva, semillas de calabaza, sésamo, salmón y atún) disminuyen la frecuencia de muertes repentinas causadas por arritmias. (Véase el capítulo 11, pág. 155.)

Algunas arritmias son consecuencia de una enfermedad arterial coronaria, otras son debidas a «agresiones» ocasionales al corazón debido a la ingestión de alcohol o ciertas drogas como la cocaína. Determinadas arritmias en personas jóvenes se deben a defectos congénitos en el complejo sistema eléctrico cardíaco. Ante cualquier tipo de anormalidad en el ritmo cardíaco debe procurarse atención médica para que se efectúe un diagnóstico.

MI ABUELA PADECÍA UNA ENFERMEDAD REUMÁTICA DEL CORAZÓN. ¿ES ESTO LO MISMO QUE UNA CARDIOPATÍA CORONARIA?

No. Este trastorno se debe a los efectos derivados de una infección previa por un estreptococo, denominada fiebre reumática, que era mucho más habitual cincuenta años atrás, antes de que los antibióticos estuvieran disponibles. La fiebre reumática daña una o varias de las válvulas cardíacas. Con la cirugía cardíaca actual se pueden operar estas válvulas y propiciar que la persona vuelva a gozar de un estado de salud prácticamente normal.

MI NIETA NACIÓ CON UN PROBLEMA CARDÍACO CONGÉNITO. ¿ES UN PROBLEMA HEREDITARIO?

No. En Estados Unidos, cada año nacen aproximadamente unos 30.000 bebés con estos problemas cardíacos. Dado que muchos casos se pueden operar quirúrgicamente, estos trastornos provocan sólo unas 5.000 muertes anuales.

¿PUEDO HEREDAR RASGOS FAMILIARES QUE ME LLEVEN A PADECER UNA ENFERMEDAD DEL CORAZÓN?

La anormalidad genética más común que subyace en las cardiopatías *graves* (a menudo denominada «cardiopatía prematura»), y que se puede manifestar incluso a los treinta años de edad, es un trastorno en el que el colesterol total en sangre es superior a 300, y el colesterol de baja densidad es mayor de 220. (Véase el capítulo 3 para una explicación del colesterol bueno y malo.) Esta enfermedad se denomina hipercolesterolemia familiar, o HF, y está presente en una de cada 400 personas. Da resultado tratar la HF con una dieta baja en grasas saturadas y colesterol (véase el capítulo 11), pero lo habitual es que se tengan que administrar fármacos para bajar el nivel de colesterol. Afortunadamente en la actualidad existen muchos medicamentos de este tipo, y hay otros muchos que están en proceso de desarrollo.

El segundo problema hereditario más común se conoce con el nombre de resistencia a la insulina, o RI. Se trata de un trastorno en el que el cuerpo resiste la acción de la insulina para eliminar la glucosa de la sangre. Con el tiempo quienes padecen RI son propensos a desarrollar la diabetes de tipo 2, especialmente cuando en la edad adulta se produce un aumento de peso y se disminuye el ejercicio físico. El mejor indicativo de que existe RI es un elevado nivel de triglicéridos en la sangre (aproximadamente superior a 200). Evitar el aumento de peso, continuar efectuando el ejercicio físico conveniente, disminuir el consumo de azúcares refinados y una dieta adecuada que incluya alimentos que contengan harina blanca puede ser de gran ayuda para contrarrestar la RI, e incluso para hacerla indetectable. (Para una exposición más amplia véanse los capítulos 3, 10 y 11.)

También se puede heredar la predisposición genética a tener niveles elevados de homocisteína, un aminoácido que favorece la formación de placas y que aumenta la tendencia a que se formen coágulos.

Recuerde que las personas con factores de riesgo hereditario, con la intención de evitar los ataques cardíacos y vivir más tiempo, pueden realizar una gran tarea si mejoran su perfil de riesgo modificando su estilo de vida.

Capítulo 3

Factores de riesgo y de protección frente a las cardiopatías

Los *factores de riesgo* son las pautas de comportamiento o las características físicas que hacen que aumente el riesgo de desarrollar una enfermedad en concreto; en este caso una cardiopatía. Por otra parte, hay que señalar que existen comportamientos y condiciones que hacen que el riesgo disminuya; se trata de lo que se conoce como *factores de protección*. El objetivo es reducir su riesgo de sufrir una cardiopatía, minimizando o eliminando los factores de riesgo y aprovechando los factores de protección. Aquellos que ya han padecido una enfermedad del corazón pueden emplear esta misma fórmula, lo cual ayudará a que el progreso de su afección se enlentezca, y a que en algunos casos se invierta su curso.

Tanto los factores de riesgo como los de protección se pueden dividir en dos grupos: los *factores de estilo de vida*, que son aquellos susceptibles de ser controlados a través de cambios en el comportamiento, como la modificación de la dieta, evitar influencias ambientales nocivas, o la administración de fármacos; y los *factores innatos*, que son los que se escapan al control de la persona, como los rasgos genéticos (que pueden ser tanto protectores como una causa de que el riesgo sea mayor) y las enfermedades previas. Si bien es conveniente que usted se familiarice con los factores pertenecientes a este último grupo, para tener así una comprensión completa de las enfermedades del corazón (o del riesgo de padecerlas), es su control sobre los factores del primer grupo lo que le permitirá participar de una forma plena en el tratamiento y la recuperación de estas enfermedades. El propósito de este libro es ayudarle a que aprenda a controlar el riesgo, enseñarle los factores de protección y servirle de guía *para que se responsabilice y efectúe todos los cambios precisos para minimizar o invertir su cardiopatía o el riesgo de padecerla.*

¿Cuáles son los factores de riesgo para una cardiopatía?

En los factores de riesgo para una cardiopatía hay que incluir

Factores de riesgo de estilo de vida

- Tabaquismo
- Alto nivel de colesterol en sangre
- Alto colesterol LDL (colesterol «malo»)
- Bajo colesterol HDL (colesterol «bueno»)
- Alto nivel de triglicéridos en sangre (un tipo de sangre grasa)
- Presión arterial alta
- Diabetes
- Alto nivel de homocisteína en sangre (un tipo de aminoácido que hace que aumente la tendencia de la sangre a formar coágulos)
- Utilización de anticonceptivos orales
- Sobrepeso u obesidad
- Inactividad física
- Estrés (especialmente angustia y hostilidad)
- Depresión
- Falta de soporte social
- Dieta inadecuada

Factores de riesgo innatos

- Historial familiar de cardiopatías
- Historial personal de cardiopatías
- Edad (cuanto mayor sea usted, mayor será el riesgo)
- Sexo (los hombres y las mujeres posmenopáusicas tienen más riesgo)
- Alto nivel de colesterol en sangre
- Alto colesterol LDL (colesterol «malo»)
- Bajo colesterol HDL (colesterol «bueno»)
- Alto nivel de triglicéridos en sangre (un tipo de sangre grasa)

¿Cómo puedo saber cuál es mi perfil de riesgo?

Si se le ha diagnosticado alguna cardiopatía, es probable que ya sepa si tiene la presión arterial alta, un alto nivel de colesterol en sangre o diabetes. Algunos factores de riesgo, como fumar, el sobrepeso o un estilo de vida sedentario, no precisan ser diagnosticados (son constatables por sí mismos). Para evaluar otros factores de riesgo, como la presión arterial alta, un elevado nivel de colesterol en sangre o la diabetes, es preciso someterse a pruebas médicas. Si usted padece alguna enfermedad del corazón, tiene el colesterol alto o sufre diabetes es probable que los profesionales médicos encargados de velar por su salud hayan examinado con usted su perfil de riesgo de padecer una enfermedad cardíaca. Si no es así procure solicitar este examen. Puede usted empezar efectuando esta prueba de autoevaluación.

Prueba simplificada de autoevaluación del riesgo de padecer una enfermedad del corazón crónica

Hábito o factor de riesgo	Aumento del riesgo			
Número de cigarrillos consumidos	Ninguno	Más de 9 diarios	De 10 a 24 diarios	De 25 a 34 diarios	35 o más diarios
Puntos	0	1	2	3	4
Peso corporal	Peso ideal	Exceso de hasta 4 kg	Exceso de 4 a 9 kg	Exceso de 9 a 13 kg	Exceso superior a 13 kg
Puntos	0	1	2	3	4
Lectura más alta de la presión arterial (si se conoce)	Inferior a 110	De 110 a 129	De 130 a 139	De 140 a 149	150 o superior
Puntos	0	1	2	3	4
Nivel de colesterol en sangre (si se conoce)	Inferior a 150	De 150 a 169	De 170 a 199	De 200 a 219	220 o superior
Puntos	0	1	2	3	4

Hábito o factor de riesgo	Aumento del riesgo *(cont.)*				
Autoevaluación de la actividad física	Ejercicio vigoroso 4 o más veces por semana durante 20 min cada vez	Ejercicio vigoroso 3 o más veces por semana durante 20 min cada vez	Ejercicio vigoroso 1 o dos veces por semana	Media en EE.UU. Ejercicio ocasional	Por debajo de la media Rara vez se practica ejercicio
o Evaluación de los paseos	Camina a paso ligero 5 veces por semana durante 45 min cada vez	Camina a paso ligero 3 veces por semana durante 30 min cada vez	Camina a paso ligero 2 veces por semana durante 30 min cada vez	Camina a paso normal entre 4 y 7 km diarios	Camina a paso normal menos de 4 km diarios
Puntos	0	1	2	3	4
Autoevaluación del estrés y la tensión	Rara vez está tenso o ansioso *o* Yoga, meditación o equivalente 20 min diarios	Está más calmado que la media Se siente tenso unas 3 veces por semana	Media en EE.UU. Se siente tenso o ansioso 2 o 3 veces cada día Con frecuencia está enfadado o tiene sentimientos de preocupación	Bastante tenso Normalmente tiene prisa Ocasionalmente toma tranquilizantes	Extremadamente tenso Toma tranquilizantes 5 o más veces por semana
Puntos	0	1	2	3	4

Observaciones: (1) Reste 1 punto si el consumo de fibras es alto (con casi todos los cereales integrales, muy escaso con el azúcar y elevado con la fruta y la verdura). (2) Si es mujer y está tomando estrógenos o anticonceptivos orales, sume 1 punto si el resultado total es 12 o inferior; 2 puntos si el resultado de riesgo es 13 o superior (especialmente si usted fuma, padece sobrepeso, tiene la presión arterial alta o un elevado nivel de colesterol en la sangre). (3) Añada 1 punto por cada 10 mmHg de presión sanguínea por encima de 150 y 1 punto por cada 30 mg de colesterol por encima de 220. (4) Reste 1 punto si el nivel de colesterol de alta densidad (la fracción de colesterol protector que aumenta con el ejercicio) es superior a 50.

Anote aquí el resultado final ____.

CÓMO INTERPRETAR SUS RESULTADOS

(Los riesgos se refieren a enfermedades del corazón. Son extensibles, aunque de forma menos precisa, a la aparición de diabetes en adultos y a los cánceres de mama y de colon relacionados con la dieta. En el cáncer de pulmón relacionado con el tabaquismo el riesgo predominante es la duración del hábito y la cantidad de tabaco consumido.)

Zona   Resultado (máximo de puntos = 24)

F   20-24

La probabilidad de padecer un ataque cardíaco prematuro o una apoplejía es aproximadamente 4 o 5 veces superior a la media en Estados Unidos. Es urgente actuar. Intente bajar 4 puntos en el transcurso de un mes y 3 puntos más en un plazo de seis meses.

E   16-19

La incidencia de ataque cardíaco o apoplejía es aproximadamente dos veces superior a la media en Estados Unidos. Es urgente actuar. Intente bajar 4 puntos en los próximos seis meses y posteriormente continúe reduciendo puntos.

D   12-15

La media en Estados Unidos es de 13 puntos. Se trata de una zona conflictiva y fácilmente evitable. Una planificación cuidadosa puede suponer una reducción de 5 a 6 puntos en el transcurso de un año.

C   8-11

La probabilidad de sufrir un ataque cardíaco o una apoplejía es aproximadamente la mitad de la media en Estados Unidos. Las personas que en la actualidad se encuentran en las zonas D o E fácilmente pueden conseguir situarse en esta zona en el transcurso de un año. Con una planificación cuidadosa se pueden reducir de 4 a 6 puntos en un año.

B   4-7

La incidencia de un ataque cardíaco o una apoplejía es aproximadamente una cuarta parte de la media en Estados Unidos. Se trata de un objetivo que la mayoría de personas puede conseguir, pero a menudo puede tardar uno o dos años.

A   0-3

La incidencia de ataque cardíaco o apoplejía es muy baja, y es de una décima parte de la que se da en el grupo de población entre 35-65 años en Estados Unidos. Situarse en esta zona requiere un trabajo minucioso y el apoyo de la familia. En su consecución se tarda de tres a cinco años. Quienes se encuentran en esta zona pueden sentirse orgullosos y satisfechos (y a menudo constatarán que sirven de ejemplo y que prestan su ayuda a muchas personas que no logran situarse en esta zona tan baja de riesgo).

¿CUÁLES SON LOS FACTORES DE RIESGO MÁS IMPORTANTES EN LAS CARDIOPATÍAS?

Parece lógico deducir que cuantos más factores de riesgo haya mayor será el peligro. Pero según parece los factores de riesgo son algo más que acumulativos. Se cree que cuando en la vida de una persona hay varios factores de riesgo presentes el peligro de sufrir una cardiopatía en realidad se *multiplica*. Las investigaciones están todavía intentando cuantificar los elementos de riesgo. Es muy difícil considerar aisladamente el valor de cada uno de los factores de riesgo, dado que, por ejemplo, las personas que fuman a menudo tienen también la presión arterial alta; y las personas con la presión alta suelen padecer estrés y hacen poco ejercicio. Afortunadamente para todos nosotros, los factores de protección actúan también de forma no sólo acumulativa: si se combinan unos alimentos adecuados con el ejercicio y con el control del peso los beneficios que se obtienen son superiores a la mera suma de los distintos factores individuales.

Intentar clasificar los factores de riesgo puede ser en sí mismo perjudicial. Una clasificación así puede conducir a subestimar la importancia de algunos factores individuales. Pero si tuviéramos que escoger un par de riesgos para situarlos en los primeros lugares de la lista, éstos serían el *alto nivel de colesterol en la sangre* y el *tabaquismo*. La presión arterial alta y la falta de ejercicio están también entre los «cuatro principales» factores de riesgo.

¿Cuál es el riesgo que conlleva fumar cigarrillos?

Fumar aumenta de forma muy importante el riesgo de desarrollar una cardiopatía. Dependiendo de la duración del hábito, quienes fuman más de 25 cigarrillos diarios tienen casi el doble de riesgo de padecer una enfermedad del corazón que quienes no fuman; quienes consumen entre 25 y 34 cigarrillos tienen tres veces más riesgo; y en las personas que consumen más de 35 cigarrillos diarios el riesgo es cuatro veces superior. Son muchas las maneras en que el tabaco contribuye a las cardiopatías. Si usted o algún allegado suyo fuma, le recomendamos que lea el capítulo 8.

¿Por qué el colesterol es malo para mí?

Es un error muy extendido creer que el colesterol es un tipo de sustancia «diabólica»; en realidad, lo que es malo es tener un *exceso* de colesterol o el *tipo de colesterol malo*. El organismo ya produce todo el colesterol necesario; de forma que no es preciso un aporte adicional de esta sustancia. De hecho, en las personas que tienen un nivel normal de colesterol en la sangre, tomar colesterol proveniente de los alimentos provoca un pequeño descenso en la cantidad de esta sustancia que produce el hígado. Pero según parece, en la mayoría de personas, otros componentes de los alimentos, como las grasas saturadas, tienen el efecto de provocar que el hígado produzca *más* colesterol.

Demasiado colesterol puede conducir a una obstrucción de las arterias (*aterosclerosis*), el problema subyacente en las enfermedades coronarias del corazón. Hay estudios que demuestran que cuanto mayor es el nivel total de colesterol en la sangre, más probabilidades se tienen de padecer una cardiopatía. Por cada 1 % de disminución en el total de colesterol en sangre de una persona, hay una disminución del 2 al 3 % en las cardiopatías. Cuanto mayor es el nivel de colesterol en una región o país, mayor riesgo tienen los habitantes de esa zona de morir a causa de una enfermedad cardíaca. Esto se demostró en *The Seven Countries Study* por el doctor Ancel Keys, un estudio clásico que se publicó en la década de los ochenta. En la figura 3.1 se muestra una representación gráfica de esta conexión entre el colesterol en sangre y las cardiopatías.

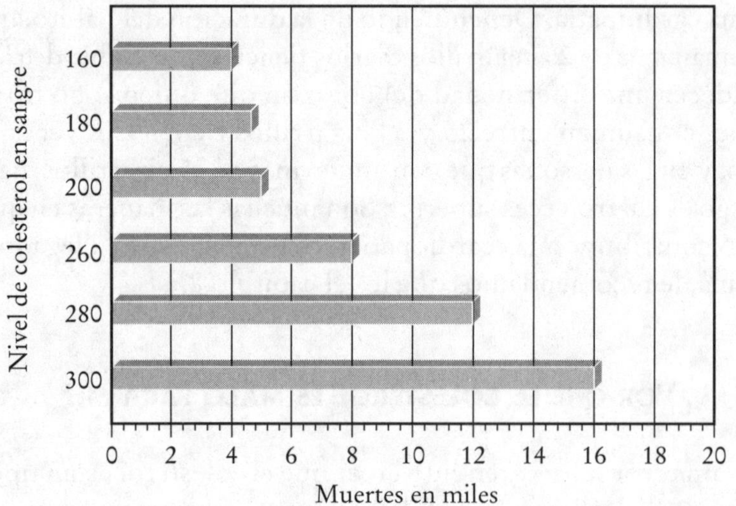

Figura 3.1: Gráfica en la que se muestran las muertes (en miles) debidas a enfermedades coronarias del corazón y al nivel de colesterol.

¿QUÉ SON EL COLESTEROL «BUENO» Y EL COLESTEROL «MALO»?

El colesterol en sangre se encuentra en partículas denominadas *lipoproteínas*, un término que deriva de *lipo*, que significa grasa, y de proteína. Las lipoproteínas son partículas complejas que se encuentran en la sangre y que contienen grasa y proteínas en cantidades variables, además de colesterol y otros compuestos diversos. Cuanta más grasa contienen más ligeras son. Las lipoproteínas se forman en diversos órganos como la pared del intestino y el hígado, y a medida que viajan por el torrente sanguínco experimentan algunas modificaciones. Aunque existen muchas lipoproteínas, cuando nos referimos a las cardiopatías debemos centrarnos sólo en dos de ellas: la lipoproteína de baja densidad (LDL, *Low Density Lipoprotein)* y la lipoproteína de alta densidad (HDL, *High Density Lipoprotein).*

La más numerosa de las lipoproteínas ligeras es la LDL. A menudo, la LDL se denomina colesterol «malo», ya que este tipo de sustancia es la que se deposita en las arterias formando una placa. Elevados niveles de LDL son el principal indicador de la existencia de problemas cardíacos.

Cuantas más proteínas contienen más pesadas son las lipoproteínas. La más común es la HDL. El colesterol que se encuentra en la HDL se conoce con el nombre de colesterol «bueno». Este colesterol no sólo no obstruye las arterias, sino que protege también contra las cardiopatías, según parece debido a que actúa como «servicio de recogida» que elimina el exceso de colesterol de los tejidos, incluyendo las arterias, y lo lleva hasta el hígado. Desde este órgano el organismo ya puede excretar esta sustancia. El término lipoproteína no tiene ningún significado aplicado a los alimentos. No es posible decir que un alimento tiene un alto o un bajo contenido en LDL o en HDL; de él sólo podrá predicarse su alto o bajo grado de colesterol alimentario, o su alto o bajo contenido en grasas.

¿Cuáles son los niveles de colesterol saludables?

El total de colesterol en sangre debe ser inferior a 200 miligramos por decilitro (mg/dl). Pero también es importante conocer los niveles de HDL (colesterol «bueno») y LDL (colesterol «malo»). Un HDL por debajo de 35 mg/dl se considera anormal. Las mujeres tienen una media de HDL de aproximadamente 55 mg/dl, y los hombres de 44 mg/dl. Contrariamente a lo que sucede con el colesterol total y con el colesterol LDL, respecto al colesterol HDL «cuanto mayor sea su nivel mejor» en una escala que oscila entre 20 y 70 mg/dl. Se piensa que uno de los principales motivos por los que el índice de ataques cardíacos en las mujeres premenopáusicas es menor que el de los hombres se debe a la protección asociada a los altos niveles de HDL que tienen las mujeres en esa situación, lo cual con toda probabilidad responde a la presencia de estrógenos. El HDL influye sobre el riesgo *con independencia* del colesterol total. En otras palabras, incluso en el caso de que su colesterol total se considere «normal», si el nivel de HDL es inferior a 35, usted sigue teniendo un riesgo superior. En la actualidad para aquellas personas que padecen una cardiopatía se recomienda tener niveles de LDL por debajo de 100 mg/dl; sin embargo, niveles superiores a 130 se consideran seguros si no se poseen otros factores de riesgo. Como sucede con el nivel de colesterol total (que se considera deseable que esté por debajo de 200 mg/dl) existe una escala móvil de riesgo.

Aunque algunos expertos en la prevención de las enfermedades del corazón recomiendan el empleo de la proporción entre el colesterol «bueno» y el «malo», nosotros en cambio aconsejamos *conocer las cifras de ambos tipos de colesterol*, el bueno y el malo. (Véase la tabla 3.1 para estos valores.) Si su colesterol bueno es bajo (su HDL), entonces deberá esforzarse más en intentar bajar el denominado colesterol malo.

¿CÓMO PUEDO REDUCIR MI NIVEL DE COLESTEROL?

Cuando el mecanismo de control para la producción de colesterol, que se encuentra en el hígado, no es capaz de reducir por sí mismo el nivel de colesterol en sangre (bien sea debido a una disfunción, bien sea porque se ha visto desbordado por un consumo excesivo de colesterol alimentario y de grasas saturadas), deben adoptarse precauciones extras respecto a los alimentos que se ingieren. Procure reducir el consumo de grasas saturadas (presentes en la mayoría de grasas animales), dado que tienden a elevar los niveles de colesterol en sangre. El tabaquismo, la inactividad física y el estrés están también relacionados con los altos niveles de colesterol.

Muchos fármacos que hacen bajar el nivel de colesterol son efectivos, dado que bloquean la producción de colesterol por el hígado. Por otra parte, como puede imaginar, dado que el colesterol es un componente esencial para la síntesis de otras moléculas bioquímicas vitales, estos medicamentos para bajar el colesterol pueden tener algunos efectos adversos en personas sensibles (véase el capítulo 5 sobre los medicamentos).

¿Qué son los triglicéridos?

Los triglicéridos son las grasas comunes que están presentes en la sangre. Todos los necesitamos, al igual que el organismo necesita el colesterol. Los músculos queman parte de los triglicéridos para obtener energía, en tanto que otra parte se almacena en el tejido graso o circula por el torrente sanguíneo. Algunos de los triglicéridos que flotan libremente en la sangre pueden encontrarse en las arterias formando depósitos de placa. A menudo, no se tienen en cuenta como factor de riesgo, dado que su relación con las cardiopatías no está tan bien documentada como lo está la del colesterol. Un elevado consumo de carbohidratos refinados, una excesiva inactividad física, el sobrepeso, un historial familiar de diabetes y un bajo consumo de fibra son factores que considerados de forma conjunta hacen que aumenten estas grasas en la sangre. Si su nivel de triglicéridos suele ser demasiado alto, reduzca los alimentos elaborados con harina blanca y evite los productos con azúcar concentrado (obtenga ese azúcar de la fruta o de los frutos secos). Sustituya algunos alimentos ricos en azúcar por otros que contengan grasas buenas, como el aguacate, el aceite de oliva o los frutos secos (véase el capítulo 11). El exceso de alcohol también puede elevar el nivel de triglicéridos en sangre. Si usted consume bebidas alcohólicas es mejor tomarlas con las comidas y de forma moderada.

¿Por qué algunas personas con un alto nivel de colesterol viven muchos años?

Aunque la probabilidad de que una persona con un alto nivel de colesterol padezca un ataque cardíaco y muera de forma prematura es mucho más elevada que si tuviera el colesterol bajo, de ello no cabe deducir necesariamente que toda persona con el colesterol alto tenga que fallecer prematuramente, de la misma forma que no todas las personas que consumen dos paquetes diarios de cigarrillos mueren de cáncer de pulmón. Pero no es sensato ampararse en el convencimiento de que se formará parte del grupo de los afortunados.

Tabla 3.1: Valores para fracciones de colesterol en sangre y triglicéridos en sangre.

Colesterol total   Deseable: Inferior a 200 (si es inferior a 180 mucho mejor)

Colesterol LDL (el colesterol «malo»)
    Deseable: Inferior a 120 (inferior a 100 si se padece una cardiopatía
        o si existen otros dos factores de riesgo)
    Alto: Superior a 130
    Riesgo muy alto: Superior a 160

Colesterol HDL (el colesterol «bueno»)
    Protección alta: Superior a 50 (los niveles altos protegen)
    Ligera protección: Entre 40 y 50
    Riesgo ligero: Entre 35 y 40
    Riesgo alto: Inferior a 35

Triglicéridos
    Deseable: Inferior a 150 (si es inferior a 100 mucho mejor)
    Riesgo ligero: Entre 150 y 200
    Riesgo alto: Superior a 200
    Riesgo muy alto: Superior a 300

¿QUÉ RIESGO ENTRAÑA TENER LA PRESIÓN ARTERIAL ALTA?

La presión arterial alta, o hipertensión, es uno de los cuatro principales factores de riesgo de sufrir una enfermedad del corazón (junto al tabaquismo, el elevado nivel de colesterol en sangre y la inactividad física). La hipertensión daña el interior de las arterias y hace que aumente la acumulación de placas de colesterol en el interior de estos vasos sanguíneos. El riesgo de padecer un infarto o una apoplejía aumenta proporcionalmente al aumento de los niveles normales de presión arterial.

¿QUÉ ES LA PRESIÓN ARTERIAL?

La presión arterial es la medida de la presión que ejerce la sangre al correr a través de las arterias. Se controla principalmente por el músculo del corazón, las múltiples arterias pequeñas (arteriolas) del sistema circulatorio y por una adecuada función renal. La fuerza del corazón determina la potencia con la que se bombea la sangre. El tamaño de las arterias pequeñas (y su estado de obstrucción) determina la resistencia arterial al flujo de la sangre. Los riñones controlan el volumen de líquido del organismo, que hace que aumente o disminuya el volumen de sangre.

Cuando se toma la presión arterial, se registran dos cifras distintas: el número más alto corresponde a la presión sistólica, medida en el pico de la contracción del corazón (del griego *systellein*, «contraer»); y el número más bajo es el de la presión diastólica, medida cuando el corazón se dilata, en el instante de reposo que se produce entre dos latidos (del griego *diastellein*, «dilatar»). El registro *normal*, cuando se está en reposo y libre de estrés, aunque varía un poco debe ser inferior a 130 para la presión sistólica y a 85 para la diastólica. Cuando las lecturas de la presión arterial en sucesivas pruebas son superiores a 140 sistólica y a 90 diastólica (expresado como 140/90), la mayoría de facultativos diagnosticarán hipertensión. Cuando la lectura sea mayor de 160/90, la enfermera o el médico fruncirán el ceño y prescribirán que se inicie un plan de tratamiento, que en muchas ocasiones consistirá en la administración de uno de los muchos fármacos existentes para bajar la presión arterial. Esta lectura elevada debe ser también una señal para que se trabaje de forma muy intensa con los factores (protectores) del estilo de vida. Durante el ejercicio físico es normal que la presión arterial aumente, pero después del ejercicio debe volver rápidamente a la normalidad. También puede aumentar la presión debido al estrés o a la ansiedad. Por ejemplo, el estrés que provoca acudir a la consulta del médico puede ocasionar que se produzca una falsa lectura elevada de la presión arterial, que es lo que en la jerga médica se conoce como *hipertensión de bata blanca*. Antes de medir la presión arterial, la persona siempre debe descansar unos instantes y relajarse, y es conveniente efectuar más de una medición.

¿Cómo afecta la presión arterial alta a mi corazón?

Principalmente, la presión arterial alta puede dañar al corazón de dos formas distintas. Una de ellas es haciendo que aumenten los depósitos de colesterol en las arterias coronarias, lo cual ocurre debido a que el exceso de presión daña las paredes interiores de las arterias. Los científicos han calificado el origen de esta lesión como «tensión de cizallamiento», comparándola con las picadas y los depósitos de calcio que se pueden observar en las tuberías de agua en las zonas donde las turbulencias son mayores, así como en los lugares de unión de una tubería pequeña con otra de mayor tamaño. La presión arterial alta también puede afectar al propio músculo del corazón. La hipertensión ocurre debido al estrechamiento de miles de pequeñas arterias en todo el organismo, lo cual hace necesario que el músculo cardíaco tenga que esforzarse más para empujar la sangre debido a que la *resistencia* con la que se encuentra es mayor. Cuanto mayor sea la resistencia, mayor potencia se tendrá que ejercer, y mayor será la presión que se mide en el brazo. Después de varios años de este trabajo extra, el músculo del corazón se hace más grueso; esto se denomina *hipertrofia ventricular izquierda*. El proceso es muy similar al desarrollo muscular que se produce cuando se levantan pesos (así podría decirse que el corazón está levantando un peso extra cada vez que debe vencer la mayor resistencia ocasionada por el estrechamiento de las innumerables pequeñas arterias del organismo). Si el corazón tiene que efectuar este esfuerzo de bombeo extra durante muchos años, se puede producir un fallo cardíaco debido simplemente al agotamiento, más que un ataque al corazón debido a las placas acumuladas en las arterias.

¿Qué puedo hacer para que mi presión arterial baje?

Si bien es difícil establecer con exactitud la causa de la presión arterial alta, ésta siempre se puede hacer bajar a través de cambios en el comportamiento. A continuación se relacionan algunos métodos de probada efectividad para bajar la presión arterial en personas que padecen hipertensión:

- Dejar de fumar (véase el capítulo 7)
- Control del estrés (véase el capítulo 8)
- Realización de ejercicio de forma regular (véase el capítulo 9)
- Pérdida de peso si se sufre sobrepeso u obesidad (véase el capítulo 10)
- Ingerir muchos alimentos integrales bajos en sodio y altos en potasio y calcio; esto es, vegetales y productos lácteos desnatados (véase el capítulo 11)
- No ingerir más de dos bebidas alcohólicas al día (una «bebida» es una botella de cerveza, un vaso de vino o un vaso de whisky)
- Reducir el consumo de café a dos tazas (o menos) diarias

Es mucho lo que usted puede hacer para controlar su presión arterial. Esto es lo que podría llamarse método *natural* de control de la presión. Si usted disminuye su grado de estrés, cambia su alimentación, pierde peso, reduce el consumo de café y de alcohol, abandona el hábito de fumar y hace más ejercicio físico, y aun así su presión arterial es *todavía* demasiado alta, es probable que esté indicado administrar un fármaco. Pero con los cambios de estilo de vida que hemos sugerido, aun si necesita un fármaco, usted precisará una dosis menor, lo cual le supondrá un ahorro económico y hará que disminuyan los efectos secundarios, las complicaciones y las incomodidades.

¿POR QUÉ LA DIABETES ESTÁ EN LA LISTA DE FACTORES DE RIESGO?

En la actualidad, casi 9 millones de norteamericanos padecen diabetes y hay más de 600.000 nuevos casos cada año. Aproximadamente 59.000 estadounidenses murieron de diabetes en 1995.

El tipo más común de diabetes, que es el tipo en el que más cosas cabe hacer, se denomina diabetes *del adulto* o *tipo 2*. Normalmente se desarrolla en la edad adulta, para su tratamiento no suele ser preciso administrar insulina, y se diagnostica cuando el azúcar en sangre por la mañana es superior a 120 mg/dl aproximadamente. El sobrepeso es uno de los principales factores que contribuyen a la diabetes tipo 2. Perder peso, especialmente si está acompañado de la realización de ejercicio físico, a menudo disminuye muchos de los problemas de salud asociados a este tipo de diabetes, y el nivel de azúcar puede volver a ser completamente normal. (En este punto ya no se diagnosticará diabetes, sin embargo se será susceptible de volver a padecer el trastorno, el cual volverá a manifestarse si se gana peso de nuevo.) La presión arterial alta, que a menudo acompaña a la diabetes tipo 2, suele normalizarse al perder peso.

La diabetes provoca cardiopatías principalmente a través de tres mecanismos. En primer lugar, la presión arterial alta que acompaña a la diabetes daña las arterias, como se ha descrito anteriormente. En segundo término, por regla general, un diabético tiene mayor riesgo de que los niveles de triglicéridos sean elevados (por encima de 200), y de que los niveles de HDL, la fracción protectora del colesterol, sean bajos (inferiores a 35). Estos dos factores de riesgo relacionados con los lípidos en la sangre hacen aumentar los depósitos de colesterol en las arterias coronarias. El tercer mecanismo que provoca enfermedades cardíacas es el alto nivel de azúcar en sangre: se desconoce el motivo por el cual esto sucede, pero a medida que el nivel de azúcar en sangre aumenta, también aumenta la cantidad de colesterol que se deposita en las arterias.

En cualquier caso, *¡bajo ningún concepto deje sin tratar su diabetes!* Se trata de un aviso para perder peso, hacer más ejercicio, disminuir el consumo de azúcar y para trabajar *más duro* en mitigar cualquier otro factor de riesgo que se pueda tener (disminuyendo la presión arterial, los triglicéridos, el LDL; aumentando el HDL y haciendo más ejercicio). Simplemente haciendo ejercicio disminuye el nivel de triglicéridos en sangre y aumenta el LDL (estos dos fenómenos ocurren de forma simultánea); y por supuesto, la práctica de ejercicio facilita la pérdida de peso y la disminución de la presión arterial. El ejercicio ayuda a los diabéticos incluso aunque no se pierda peso, haciendo que mejore la capacidad de los músculos para extraer azúcar de la sangre. La pérdida de peso, cuando se logra sólo a través de una dieta, también hace disminuir el nivel de azúcar. Por ello la combinación del ejercicio con la dieta es doblemente beneficiosa. Si la pérdida de peso, unida a la práctica de ejercicio y a la disminución del consumo de azúcar no propician que la diabetes desaparezca, es conveniente acudir al médico a fin de que prescriba uno de los fármacos disponibles en la actualidad para bajar el nivel de azúcar. Cuando se trata de un caso grave de diabetes (en aquellas personas con una fuerte propensión genética), la evolución de la diabetes a lo largo del tiempo puede conducir a la eventual necesidad de administrar inyecciones de insulina. Pero cuanto más mejore su estilo de vida, menos probable es que surja esta necesidad.

Nunca he oído hablar de la homocisteína. ¿Se trata de un factor de riesgo grave?

Aunque algunas investigaciones que se remontan al año 1968 demostraron que la homocisteína era un factor de riesgo, hasta muy recientemente no se ha descubierto el papel fundamental que desempeña en las afecciones del corazón. La homocisteína es uno de los muchos aminoácidos (los componentes básicos de nuestras proteínas orgánicas) que se encuentran en la sangre. En la actualidad hay muchos laboratorios clínicos que las están analizando. Unos niveles elevados de homocisteína pueden provocar cardiopatías ya que aumentan la coagulación de la sangre y dañan las paredes de las arterias, lo cual favorece los depósitos de colesterol. Se pensaba que los niveles normales de homocisteína se situaban entre 5 y 12 micromoles por litro; sin embargo, nuevas pruebas apuntan a que cabe preocuparse cuando el nivel está por encima de 9 micromoles por litro. Por otra parte, parece ser que un incremento de tan sólo unas pocas unidades de homocisteína en la sangre hace que aumente el riesgo de sufrir una afección del corazón: un incremento de 5 unidades podría ser tan nocivo como un aumento de 30 mg de colesterol en sangre.

Aunque los niveles altos de homocisteína son característicos de personas que padecen un raro trastorno genético denominado homocistinuria, se encuentran también de forma más habitual en personas con dietas bajas en ácido fólico (una vitamina perteneciente al grupo B) y también en vitaminas B_6 y B_{12}. Otros factores que hacen aumentar los niveles de homocisteína en la sangre son las dietas con elevado contenido en proteínas animales, el tabaco, un fuerte consumo de café, el estrés, las deficiencias en los niveles de estrógenos y un déficit de hormonas tiroideas.

Además de aumentar el riesgo de padecer una cardiopatía, los niveles elevados de homocisteína se han relacionado con un mayor riesgo de sufrir una demencia (por ejemplo, la enfermedad de Alzheimer), el deterioro de la vista que se produce con la edad, la apoplejía, la hipertensión y con diversos problemas que aparecen en el embarazo y la lactancia, tales como el parto prematuro, el bajo peso del recién nacido, el aborto espontáneo y los defectos del tubo neural.

¿CÓMO PUEDO HACER QUE DISMINUYAN MIS NIVELES DE HOMOCISTEÍNA?

Comer muchas legumbres (principalmente lentejas), cereales integrales, fruta y verdura (en especial la de hoja verde, véase el capítulo 11) ayuda a que los niveles de homocisteína vuelvan a la normalidad. Dado que las vitaminas del grupo B son solubles en agua, es mejor cocinar estos vegetales al vapor o en el microondas, con muy poca o ninguna agua. A pesar de seguir una dieta sana con una cantidad adecuada de ácido fólico, algunas personas pueden necesitar cantidades suplementarias. Algunos pasos sencillos para ayudar a bajar su nivel de homocisteína son: tome un buen suplemento vitamínico que contenga ácido fólico y vitaminas B_6 y B_{12}; disminuya el consumo de carne y otras proteínas animales, o elimine radicalmente la carne en caso de que su nivel de homocisteína sea muy alto; busque algún momento del día para practicar meditación y aliviar así el estrés; limite el consumo de alcohol; evite tomar café cargado; haga más ejercicio. Y no fume.

Tenga presente que estos pasos que sirven para disminuir el nivel de homocisteína le ayudarán también a reducir otros factores de riesgo para las cardiopatías.

HE OÍDO QUE LAS MUJERES TIENEN MENOS RIESGO DE PADECER UNA ENFERMEDAD DEL CORAZÓN QUE LOS HOMBRES. ¿ES ESTO CIERTO?

El índice de enfermedades del corazón en mujeres premenopáusicas es aproximadamente la mitad que el de los hombres. Sin embargo, después de la menopausia las mujeres alcanzan a los varones en el espacio de diez años, e incluso tienen unos índices ligeramente superiores después de cumplidos los setenta años. El problema es que, a menudo, tanto en mujeres jóvenes como en mujeres mayores, las cardiopatías no se diagnostican. La razón de esta omisión del diagnóstico hay que buscarla en dos circunstancias: por un parte, la sociedad en general, incluyendo las mujeres, ha desarrollado una falsa sensación de seguridad, creyendo que las mujeres están protegidas; en segundo lugar, los médicos y otros profesionales sanitarios han minusvalorado con frecuencia la incidencia de las enfermedades del corazón en las mujeres, aunque publicaciones recientes han remediado en parte esta situación. A este problema se le debe prestar una mayor atención, y se le debe dar una mayor publicidad.

¿CUÁLES SON LOS RIESGOS ASOCIADOS A LOS ANTICONCEPTIVOS ORALES?

Los anticonceptivos orales representan un riesgo de sufrir enfermedades del corazón debido a que aumentan ligeramente el nivel de LDL y al mismo tiempo hacen disminuir el HDL. Sin embargo, entre las mujeres no fumadoras menores de cuarenta años, que toman píldoras anticonceptivas, existe sólo un pequeño incremento del riesgo de padecer una cardiopatía. Pero cuando las mujeres pertenecientes a este grupo de edad son fumadoras, sufren sobrepeso *y* toman anticonceptivos orales, la probabilidad de sufrir un infarto es cinco veces mayor.

¿Qué problema plantea el sobrepeso?

En primer lugar, es preciso definir con claridad qué se entiende por sobrepeso. La mayoría de mujeres no sólo es consciente de cuál debe ser su peso ideal sino que, además, tiende a exagerar su sobrepeso; los hombres suelen tener el problema contrario. El modo más sencillo de determinar cuál es su peso ideal es realizar la «prueba del pellizco». Tire de la piel en su cintura, justo por encima de la cadera. Si al estirar hay menos de 2,5 cm, y un grosor equivalente a su meñique, usted es una de esas pocas personas que está en su peso ideal. Se ha descubierto que el exceso de peso en la cintura es más perjudicial que en las caderas y en los brazos (esto es lo que se denomina modelo masculino de obesidad, porque los hombres son más propensos a acumular el exceso de peso en la cintura).

También recomendamos las fórmulas empleadas en un libro anterior de uno de los autores: *The American Way of Life Need Not Be Hazardous to Your Health* (de John Farquhar). El peso ideal para los hombres equivale a multiplicar por 1,6 su altura expresada en centímetros y restarle 200; para las mujeres, la altura debe multiplicarse por 1,3 y restar 155 al resultado. Así, para una mujer que midiese 1,68 cm, su peso ideal sería de 63 kg. Para la mayoría de personas, el exceso de peso no incrementa el riesgo de padecer una cardiopatía si no sobrepasa entre el 10 y el 15 % el peso ideal. Normalmente, traspasado este límite el riesgo aumenta proporcionalmente al sobrepeso.

Padecer sobrepeso no implica idéntico riesgo para todo el mundo. Para quienes presentan un historial familiar de diabetes tipo 2, un ligero incremento del 5 % sobre el denominado peso corporal «ideal» hace que aumente el riesgo de sufrir una cardiopatía. Estas personas desarrollan una resistencia a la insulina y tienen elevados niveles de triglicéridos en sangre, que son las circunstancias precursoras de este tipo de diabetes.

Se ha demostrado que sufrir un exceso de peso hace que aumente el colesterol total y especialmente el nivel de triglicéridos, en tanto que disminuye el colesterol bueno, HDL. El sobrepeso es uno de los principales desencadenantes de la hipertensión, que es una de las causas principales de las cardiopatías. Si se observan todos los factores que inciden en la presión arterial, se puede constatar que la pérdida de peso constituye el modo más sencillo de hacer que dicha presión disminuya. También, como ya se ha señalado anteriormente, la pérdida del sobrepeso, especialmente cuando se combina con un mayor ejercicio físico, puede tener un efecto profundo sobre la diabetes, hasta el punto de propiciar que el nivel de azúcar en la sangre vuelva a la normalidad, así como sobre el nivel de triglicéridos. En el capítulo 10 se analiza más extensamente la incidencia que tiene el peso sobre las enfermedades del corazón, y en el capítulo 11 se expone cuáles son las alternativas dietéticas para tener un corazón sano.

¿ES VERDADERAMENTE IMPORTANTE EL EJERCICIO FÍSICO?

Es muy importante. Se sabe que las personas que no hacen ejercicio de forma regular padecen aproximadamente el doble de infartos que las personas que sí lo hacen. Quienes no practican ejercicio aeróbico también tienen niveles más altos de colesterol y triglicéridos, una presión arterial más elevada y una mayor tendencia al sobrepeso. Independientemente del grado de sobrepeso que se sufra, las personas sedentarias tienen más probabilidades de desarrollar una diabetes tipo 2, la cual se manifiesta de una forma más grave (esto es, su nivel de azúcar en la sangre es más alto). En el capítulo 10 se proporciona más información sobre la actividad física y se dan pautas para empezar un programa de ejercicios.

¿PUEDE REALMENTE EL ESTRÉS DAÑAR EL CORAZÓN?

Indudablemente que sí, y a través de mecanismos muy diversos. El estrés que no se soporta de una forma conveniente, especialmente si viene acompañado de enfados periódicos, puede provocar el aumento de la segregación de las hormonas del estrés, como el cortisol, la adrenalina y la noradrenalina, todas ellas con origen en la glándula suprarrenal (la pequeña glándula productora de estas sustancias que está situada en la parte superior de los riñones). Las hormonas del estrés pueden tener los siguientes efectos:

- Aumentar la velocidad del pulso y la presión arterial
- Incrementar los niveles de triglicéridos
- Aumentar la tendencia de la sangre a coagular
- Aumentar las probabilidades de desprendimiento de una de las placas, lo que puede ser la causa de un ataque cardíaco agudo
- Provocar una arritmia (latidos del corazón anormalmente rápidos), lo cual puede desencadenar también un infarto

¿LA DEPRESIÓN Y LA SOLEDAD SON PERJUDICIALES PARA EL CORAZÓN?

Cuando han padecido un infarto, las personas deprimidas, en los dos años siguientes al ataque, tienen el doble de probabilidades de sufrir un segundo infarto que las que no están afectadas por la depresión. No saber sobrellevar el estrés es una de las múltiples causas de la depresión. Se ha demostrado que la falta de apoyo social, en la misma medida que un cónyuge y unos amigos dispuestos a prestar su consuelo, conduce al estrés y a la depresión, y a un índice de supervivencia menor después de un ataque al corazón. Por lo tanto, abordaremos la problemática del apoyo social en la sección dedicada al estrés. Tenga presente que si el apoyo social puede ayudar a mejorar la supervivencia tras haber padecido un infarto, también puede ayudar a prevenir un primer ataque.

¿CUÁLES SON LOS PRINCIPALES FACTORES DE PROTECCIÓN?

Algunos factores de protección esenciales que dependen de usted son:

- El control del peso (véanse apartados anteriores)
- Evitar el tabaquismo y la inhalación de humo como fumador pasivo (véase el capítulo 8)
- La relajación o la meditación (véase el capítulo 9)
- El tratamiento del estrés, la depresión y la falta de apoyo social (véase el capítulo 9)
- La actividad física (véase el capítulo 10)
- Una adecuada elección de los alimentos (véase el capítulo 11)
- Factores genéticos (véase a continuación)

La mayoría de estos factores, al igual que sucede con los de riesgo, están relacionados con el estilo de vida. Sin embargo, algunos factores de protección son heredados. Al igual que existen causas genéticas que determinan tener niveles de LDL altos, hay familias con un historial de longevidad que heredan bajos niveles de colesterol y de LDL. También se han podido observar casos de longevidad en familias con elevados niveles de HDL, la fracción protectora del colesterol. Hay numerosas pruebas, provenientes de estudios efectuados con gemelos idénticos que se han criado de forma separada, de que el grado de sobrepeso tiene un importante componente genético. Esto significa también que el factor de protección de tener un peso próximo al ideal tiene un fuerte componente hereditario. De igual forma que la hipertensión es en parte genética, también lo es tener la presión arterial por debajo de la media que tiene la mayoría de la población. En el caso de las personas que han heredado factores de protección sigue siendo importante evitar el tabaco y llevar un estilo de vida sedentario. En quienes han heredado la propensión a los factores de riesgo de tener niveles altos de colesterol y de triglicéridos, presión arterial alta, sobrepeso y diabetes tipo 2, es todavía más importante adoptar una dieta y seguirla, hacer ejercicio y controlar las situaciones habituales que llevan a padecer estrés, todo ello para propiciar que disminuya la tendencia genética a un mayor riesgo.

Reflexione sobre su propio perfil de riesgo y céntrese primeramente en aquellos capítulos que tratan sobre los factores de riesgo aplicables a su caso. Un aspecto positivo a tener en cuenta es que las mismas pautas de comportamiento que adopte para corregir su problema servirán para reducir o eliminar muchos otros factores de riesgo, y en definitiva constituirá para usted un reto agradable aprender los diversos modos de afrontar los factores de riesgo que se exponen en los capítulos siguientes. Cuando la cardiopatía se encuentra en un estado avanzado, o cuando los espléndidos beneficios que reporta una dieta adecuada, el ejercicio físico, el control del peso, el abandono del tabaco y el control del estrés y de la depresión no son suficientes, será necesario recurrir a otros medios como los farmacológicos o los quirúrgicos.

Capítulo 4

Pruebas de diagnóstico

Existen muchas pruebas que pueden mostrar al médico el comportamiento de su corazón y, en caso de que se esté recuperando de un infarto, cómo progresa su restablecimiento. Estas pruebas abarcan desde el análisis de sangre rutinario en la consulta del médico y otros procedimientos no invasivos hasta pruebas más complejas, algunas de las cuales requieren un ingreso hospitalario.

¿QUÉ SON LOS PROCEDIMIENTOS INVASIVOS Y NO INVASIVOS?

En los procedimientos no invasivos nada penetra en el interior del organismo, salvo, tal vez, una aguja para extraer sangre del brazo. Un buen ejemplo es un electrocardiograma, en el que se colocan electrodos en la parte externa del tórax para obtener un gráfico de los fenómenos eléctricos asociados al latido cardíaco. En ocasiones, cuando el médico sospecha que puede existir un problema importante y que el paciente es candidato a una intervención quirúrgica, es posible que un procedimiento invasivo proporcione información mejor y más fiable. Un ejemplo de procedimiento de este tipo es la inserción de un catéter (un tubo de plástico fino y flexible) en un vaso sanguíneo de un brazo o una pierna. Se introduce el tubo flexible hasta que alcanza el corazón, habitualmente con el propósito de encontrar el lugar donde se producen las obstrucciones en las arterias del corazón (las arterias *coronarias*).

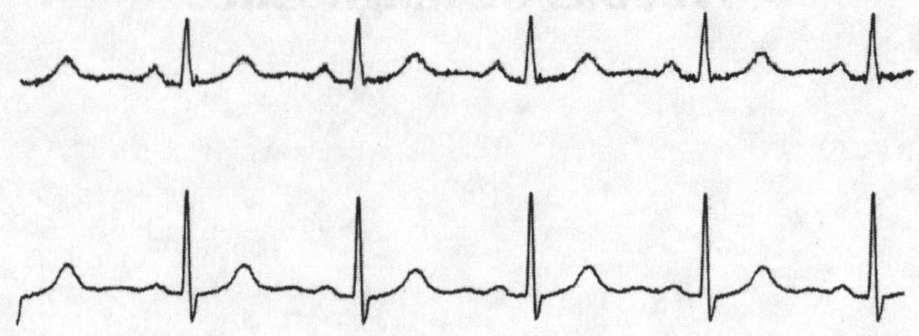

Figura 4.1: Trazos de un electrocardiograma.

¿QUÉ ES UN ELECTROCARDIOGRAMA?

Un electrocardiograma, o ECG (E = electro; C = cardio o corazón; G = grama, relativo a la escritura; piense en la palabra gramática), mide la actividad eléctrica del corazón. En esta prueba se colocan electrodos en el tórax, las muñecas y los tobillos, y las señales eléctricas que con ellos se miden quedan registradas en el papel o en la pantalla de un ordenador. El facultativo puede interpretar las anormalidades en los dibujos de las ondas como posibles indicios de una cardiopatía.

El tipo más habitual de ECG se denomina ECG *en reposo*, porque se realiza con el paciente tumbado. Muchas veces esta prueba forma parte de un examen físico ordinario, pero *no* es muy reveladora a menos que se padezca una afección cardíaca importante. Más esclarecedor resulta el ECG *de esfuerzo*, que se efectúa mientras la persona anda o corre sobre una cinta ergométrica (cinta sin fin) con los electrodos conectados a su tórax. Esta prueba también se denomina un ECG *de estrés*, dado que examina el corazón durante el estrés de la actividad física. Un ECG de estrés revela los daños que ha sufrido el corazón debidos al estrechamiento de las arterias, lo que impide que llegue suficiente oxígeno al músculo del corazón: este órgano durante el ejercicio demanda más oxígeno.

¿El ECG de esfuerzo es lo que algunas personas denominan prueba de la cinta ergométrica?

Sí, puesto que el ejercicio se efectúa sobre una cinta ergométrica. Hace años, cuando el empleo de las cintas sin fin todavía no estaba extendido, los médicos realizaban esta prueba con tres escalones de madera, los cuales se debían subir y bajar un cierto número de veces con los electrodos conectados al cuerpo.

¿En qué consisten las otras pruebas no invasivas?

Algunas muy utilizadas, aunque no tan frecuentes como el ECG, son la prueba del talio, la ecografía Doppler, la RMN (resonancia magnética nuclear), el ecocardiograma y los rayos X de tórax, estos últimos raramente utilizados. Por regla general, estas pruebas suelen efectuarse en hospitales grandes o en una sección de consultas externas de un hospital.

En la prueba del talio se inyecta en la vena un metal (el talio) con un bajo nivel de radiactividad. Entonces se efectúa un escáner del corazón, utilizando un aparato que muestra zonas claras en aquellas partes del órgano que tienen un buen flujo sanguíneo. Las áreas oscuras (o zonas frías) indican las partes que no reciben suficiente sangre, lo cual es indicativo de que ha existido una lesión previa en esa región del corazón debido a una obstrucción en una de las arterias coronarias.

En la ecografía Doppler se utilizan ultrasonidos que crean impulsos eléctricos visibles en una pantalla. Se emplea principalmente para observar si existe un estrechamiento en las principales arterias del cuello (las arterias carótidas), que son las que llevan el riego sanguíneo a la cabeza, a consecuencia de una aterosclerosis.

La RMN emplea ondas de radio para crear un detallado perfil del corazón, de las cavidades de este órgano y de las válvulas cardíacas. Puede resultar muy útil en el diagnóstico de cardiopatías, insuficiencia cardíaca congestiva, trastornos vasculares, algunos tipos de enfermedades del corazón congénitas y otros problemas cardíacos. Normalmente, la RMN se realiza en unos treinta minutos.

El ecocardiograma, en ocasiones denominado simplemente «eco», muestra los reflejos sonoros provenientes de las estructuras del corazón y se utiliza habitualmente para determinar si el corazón funciona de forma correcta. Un «eco de estrés», de igual manera que sucede con el electrocardiograma de estrés, puede mostrar problemas funcionales cardíacos mostrando aquellas partes del corazón que han sufrido daños, por ejemplo debido a un infarto previo.

Los rayos X de tórax muestran una sombra del corazón y los pulmones. Sirven únicamente en situaciones específicas, como cuando hay un caso de corazón dilatado, y se utilizan raramente. La mayoría de veces los rayos X proporcionan poca información sobre las cardiopatías más frecuentes.

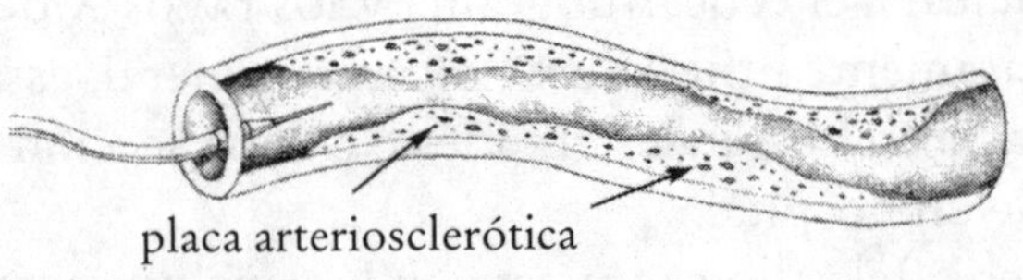

Figura 4.2: Catéter en una arteria coronaria para efectuar una angiografía.

¿EXISTEN ANÁLISIS DE SANGRE QUE PUEDAN AYUDAR A MI MÉDICO A DETERMINAR CÓMO EVOLUCIONO?

Sí. Durante un infarto algunas células del músculo del corazón, que no reciben suficiente sangre y oxígeno, quedan dañadas y liberan diversas enzimas al torrente sanguíneo. Se puede extraer una muestra de sangre cada pocas horas para observar esas enzimas, y así poder diagnosticar si se ha producido un infarto y qué parte del músculo cardíaco ha quedado dañada.

Después de un infarto, el médico siempre extrae muestras de sangre para medir el colesterol y su nivel en sangre. Estas pruebas pueden revelar qué riesgo existe de sufrir futuros infartos (véase el capítulo 3). La medición de las fracciones incluye las lipoproteínas de alta densidad (HDL), a menudo denominadas colesterol «bueno», y las lipoproteínas de baja densidad (LDL), llamadas colesterol «malo» (véase la pág. 43). Al mismo tiempo suelen medirse los niveles de triglicéridos (un tipo de grasa presente en la sangre).

A UN AMIGO MÍO LE REALIZARON UNA PRUEBA DE Lp(a). ¿QUÉ ES ESO?

Es un análisis de sangre relativamente novedoso. Las Lp(a), abreviatura que alude a las «lipoproteínas a», son unas sustancias que produce el hígado y que hace que sea mayor la tendencia de la sangre a coagular. Un nivel alto de Lp(a) implica un riesgo más elevado de sufrir un infarto. Este nivel viene determinado en primer lugar por factores hereditarios y normalmente no puede conseguirse que aumente o disminuya a través de la dieta o empleando fármacos. Las mujeres premenopáusicas tienen niveles de Lp(a) más bajos que las posmenopáusicas, y ello es debido a la presencia de estrógenos circulantes. Si su nivel de Lp(a) es alto su médico tendrá en cuenta este dato y procurará que disminuyan los otros factores de riesgo.

¿EXISTE ALGÚN OTRO TIPO DE ANÁLISIS DE SANGRE CON EL QUE PUEDA DETERMINAR CUÁL ES MI RIESGO?

Sí, en la actualidad se mide de forma más habitual la homocisteína en sangre (véase la pág. 51). Al igual que el nivel de colesterol en sangre, el de homocisteína es más una medida del riesgo que una determinación de la existencia de una cardiopatía. Los niveles de homocisteína vienen determinados tanto por factores genéticos como por la dieta (véase la pág. 51). Las pruebas de homocisteína y colesterol son importantes para prevenir las enfermedades del corazón; y, en el caso de que ya se haya sufrido un ataque cardíaco, en la prevención de un segundo infarto.

¿Qué es una angiografía?

Una angiografía, también denominada angiografía coronaria, se basa en un «cateterismo cardíaco», el cual consiste en introducir un catéter (un pequeño tubo flexible) en el interior del corazón. Este procedimiento invasivo se lleva a cabo en un hospital. El tubo se introduce, bajo los efectos de anestesia local, a través de una arteria en el brazo o en la zona de la ingle, en la pierna, y de forma cuidadosa es guiada hasta el corazón. Una vez que el catéter llega al corazón se inyecta un contraste que permite medir el estrechamiento de las arterias debido a la aterosclerosis. Se considera que éste es el mejor método para determinar el grado de aterosclerosis; y para muchos cardiólogos constituye la prueba más decisiva en el diagnóstico de las cardiopatías.

Al efectuarse la angiografía, el médico puede constatar que el estrechamiento es tan grave que se debe intervenir de forma inmediata. Ante ello puede utilizar el catéter como instrumento para abrir la arteria obstruida que se ha observado en la angiografía. Este procedimiento, denominado angioplastia o angioplastia con balón, se realiza hinchando una sonda en la arteria para apretar la placa y conseguir que disminuya su volumen (véase el capítulo 6).

Capítulo 5

Fármacos para las enfermedades del corazón

Cuando los cambios en el estilo de vida no son suficientes para tratar una cardiopatía se puede recurrir a alguno de los muchos fármacos disponibles. Si bien no deben emplearse los medicamentos para evitar cambiar los hábitos de vida, a menudo el recurso a la terapia farmacológica juega un importante papel en el tratamiento de las enfermedades cardíacas y puede salvar vidas. Antiguamente, las hierbas, verdes o secas, o los extractos de plantas constituían las principales fuentes de las medicinas. Hoy en día, la industria farmacéutica desarrolla nuevas sustancias con una extraordinaria celeridad. Algunos medicamentos se emplean para que actúen a corto plazo, otros es posible que sea preciso tomarlos durante el resto de la vida.

¿CÓMO PUEDEN AYUDARME LOS FÁRMACOS PARA EL CORAZÓN?

Los fármacos pueden hacer descender el nivel de colesterol en sangre y la presión arterial; asimismo, pueden propiciar que disminuya la tendencia de la sangre a formar coágulos anormales. Los fármacos pueden favorecer un buen estado de salud durante años, y en determinados casos pueden salvar la vida.

Los principales grupos de fármacos utilizados para las enfermedades del corazón son los siguientes:

- Fármacos para disminuir el nivel de colesterol en sangre o los triglicéridos
- Fármacos para controlar la angina de pecho
- Fármacos para controlar la presión arterial
- Fármacos para controlar la coagulación de la sangre
- Fármacos para controlar el ritmo cardíaco y para evitar las arritmias

Si los fármacos son tan efectivos, ¿por qué debo cambiar mi estilo de vida?

Vivimos en una época en la que con demasiada frecuencia hay personas que creen que los fármacos son algo mágico, que nos liberan de la necesidad de modificar nuestros hábitos de vida. Por ejemplo, con una enfermedad del corazón, ¿pueden los fármacos evitar que se deba cambiar un determinado estilo de vida? La respuesta es *no*, sin ningún tipo de duda. Al mismo tiempo que el médico prescribe cualquier fármaco, deben modificarse necesariamente las costumbres. Los medicamentos *nunca* han de emplearse como un sustitutivo del cambio en los hábitos de vida. Muchos médicos aconsejan en primer término una adaptación de la conducta del individuo para intentar bajar los niveles de colesterol u otros trastornos que puedan existir, y sólo prescribirán un fármaco en caso de que esos cambios de conducta resulten infructuosos (pero aun así debe perseverarse en la modificación de los hábitos, por pequeña que sea esa modificación). La combinación de un estilo de vida adecuado y la terapia farmacológica produce unos resultados satisfactorios.

Es necesario comunicar al médico el deseo de cambiar de forma de vida y que se tienen unos buenos propósitos: dieta, ejercicio y abandono del tabaco (en caso de que se sea fumador). Recuerde que algunas personas prefieren tomar un medicamento antes que efectuar cambios en sus rutinas: *es preciso dejar claro al médico que usted no es una de esas personas.*

Es conveniente leer los capítulos que tratan sobre la alimentación y el control de peso, el estrés y el ejercicio. Con el médico hay que llegar a un compromiso para perder peso, y para adaptar la dieta, de forma que ésta contenga pocos productos de origen animal, y muchos cereales, productos integrales, verduras, frutas, legumbres, frutos secos y semillas. Cuanto más contundente se sea en los cambios de costumbres, menor será la dosis de fármaco que se deberá administrar, y por lo tanto menos probabilidades habrá de padecer efectos secundarios. Incluso cabe la posibilidad de que se pueda llegar a prescindir de los medicamentos.

¿CUÁLES SON LOS EFECTOS SECUNDARIOS DE LOS FÁRMACOS?

En la actualidad se dispone de fármacos efectivos, pero también deben tenerse muchas precauciones. No olvide nunca que los fármacos efectivos son, y deben ser también, extremadamente potentes (a menudo salvan vidas); y que, en ocasiones, causan efectos no deseados, conocidos como *reacciones farmacológicas adversas* (RFA) o *efectos secundarios*. Cuando se trata de la administración de fármacos para enfermedades cardíacas es preciso ser muy sincero con el médico. El paciente ha de procurar comunicarle que tiene conciencia de *las dos vertientes de la acción farmacológica*. Los efectos secundarios de los fármacos prescritos deben comentarse con el médico.

Si usted se halla bajo medicación y observa cualquiera de los efectos secundarios que se describen en este capítulo, o algún efecto que se le ha advertido que vigile, contacte de inmediato con su médico. Algunas reacciones farmacológicas adversas pueden manifestarse inmediatamente después de empezar la administración del medicamento; quizá se trate de un trastorno gástrico o de síntomas de que el hígado sufre algún pequeño problema. El médico puede averiguar la existencia de posibles trastornos hepáticos con un simple análisis de sangre. Otros efectos secundarios más insidiosos, aunque afortunadamente menos frecuentes, son los que se manifiestan a largo plazo; un ejemplo puede ser un aumento del riesgo de contraer determinados tipos de cáncer.

¿QUÉ PUEDE SUCEDER CON OTROS FÁRMACOS QUE ESTÉ TOMANDO?

Muchas personas toman de forma simultánea más de una prescripción facultativa, fármacos no prescritos que se pueden adquirir sin receta médica y, quizá también, algún remedio de herbolario. Anote en una lista todos los medicamentos que esté tomando y las dosis de cada uno de ellos. Cada vez que acuda a su médico lleve la lista con usted; asegúrese de hacerle saber cualquier otro fármaco que esté tomando, incluyendo vitaminas, minerales, suplementos nutricionales y hierbas, tanto los que tome regularmente como los administrados de forma ocasional. Hay muchos fármacos que interactúan unos con otros, y esto puede conducir a sufrir efectos secundarios o a una pérdida de eficacia de su medicación. Se han publicado un sinfín de libros sobre interacciones farmacológicas. En caso de que acuda a diferentes especialistas por diversos problemas, asegúrese de comunicarles a todos ellos los fármacos que esté tomando. Un problema importante, en el complejo mundo de la gestión asistencial moderna, es el de las prescripciones con efectos opuestos, y su facultativo no podrá ayudarle a menos que esté informado.

¿QUÉ TIPOS DE FÁRMACOS SIRVEN PARA REDUCIR EL NIVEL DE COLESTEROL O DE TRIGLICÉRIDOS?

En la actualidad, los medicamentos más extendidos y prescritos para bajar el nivel de colesterol en sangre pertenecen a un grupo de fármacos denominados *estatinas*. A continuación se encuentran algunas resinas especiales: la *niacina* (ácido nicotínico); alguna de las vitaminas del grupo B, tomada en grandes cantidades; las *resinas* fijadoras de ácidos biliares; y los *fibratos*, que se utilizan principalmente para hacer descender el nivel de triglicéridos. El objetivo clave de estos medicamentos es hacer que disminuya el colesterol «malo» LDL, sin afectar el colesterol «bueno» HDL, o bien que disminuyan los triglicéridos (grasa en la sangre).

¿Cuáles son los fármacos para reducir el colesterol que se prescriben con mayor frecuencia en la actualidad?

Sin lugar a dudas los más habituales son las estatinas. Los principales laboratorios farmacéuticos están compitiendo entre sí para sacar al mercado nuevas estatinas bajo diversos nombres comerciales, dado que en la actualidad son medicamentos ampliamente prescritos. Estas presentaciones tienen precios distintos, y a menudo diversas organizaciones asistenciales llegan a acuerdos y firman contratos con las diversas compañías farmacéuticas, de forma tal que es posible que el facultativo diga, «prefiero que tome usted este fármaco y no el otro». Los distintos fármacos tienen estructuras químicas con algunas características particulares, pero todas producen el mismo efecto, y administrados a dosis bajas parecen ser totalmente seguros.

¿Cómo actúan las estatinas?

La comprensión de cómo actúan las estatinas ayuda a entender sus posibles efectos secundarios. Las estatinas inhiben la producción de colesterol por parte del organismo, principalmente en el hígado. Dado que cada persona sintetiza su propio colesterol (véase el capítulo 3), lo razonable es limitar su consumo cuando se tiende a producir un exceso de esta sustancia. El hígado —junto con el colesterol proveniente de los alimentos— produce la mayor parte del colesterol que se encuentra en la sangre. En la síntesis del colesterol hay una fase esencial, y las estatinas la bloquean de una forma bastante efectiva. El resultado es la reducción de los niveles de colesterol LDL en sangre entre un 25 y un 45 %, dependiendo de la dosis farmacológica prescrita.

Dado que el colesterol es una molécula clave para la producción, o síntesis, de otras sustancias esenciales del organismo (como algunas hormonas y los ácidos biliares necesarios para la digestión de las grasas), si la dosis de estatinas es demasiado elevada pueden darse algunos efectos secundarios.

Recuerde siempre: esfuércese tanto como pueda con la dieta, no fume, haga ejercicio y controle el estrés, de forma que si precisa que le administren una estatina, u otro fármaco que haga disminuir el nivel de colesterol, una dosis pequeña será efectiva.

¿CUÁLES SON ALGUNOS DE LOS EFECTOS SECUNDARIOS DE LAS ESTATINAS?

A continuación se relacionan los efectos secundarios más frecuentes que se enumeran en los prospectos de diversos fármacos a base de estatinas. No se trata de una lista completa. Al igual que sucede con cualquier otro fármaco, antes de administrar las estatinas es necesario preguntarle al médico cuáles son sus efectos secundarios, leer el prospecto del medicamento, y comentar cualquier efecto adverso que se produzca durante su administración. El aspecto positivo es que estos efectos únicamente afectan del 2 al 4 % de las personas que toman estatinas.

Los efectos secundarios habituales de las estatinas son:

- Molestias musculares o debilidad
- Dolores musculares de causa desconocida
- Reacciones alérgicas
- Anormalidades en la función hepática
- Insomnio
- Sarpullidos en la piel y picores
- Dolor de cabeza
- Indigestión
- Pérdida del apetito (anorexia)

Se pueden producir otros efectos secundarios, pero no son nada frecuentes.

¿CON QUÉ FÁRMACOS ORDINARIOS PUEDEN INTERACTUAR ADVERSAMENTE LAS ESTATINAS?

Algunas estatinas pueden interactuar de forma adversa con la niacina (ácido nicotínico), la eritromicina, los fármacos que combaten las infecciones micóticas y los fármacos supresores del sistema inmunológico (inmunosupresores); y cabe que incrementen la acción de algunos fármacos anticoagulantes que contengan warfarina.

Si usted acude a más de un médico, hágale saber a cada uno de ellos todos los medicamentos y suplementos a base de plantas que esté tomando.

¿PUEDO UTILIZAR UNA ESTATINA SI ESTOY EMBARAZADA?

La estatinas *no* se deben utilizar durante el embarazo, ya que pueden causar daños al feto, ni durante la lactancia. Si usted es una mujer en edad fértil, únicamente debe tomar estatinas si no planea en absoluto quedarse embarazada. La regla general en la medicina actual es que sólo en casos en que el nivel de colesterol en sangre sea extremadamente elevado y no se responda a tratamientos no farmacológicos, como la dieta, deben administrarse estatinas a mujeres en edad fértil.

¿QUÉ ES LA NIACINA, UN FÁRMACO O UNA VITAMINA?

La niacina es el ácido nicotínico, una de las vitaminas del grupo B. Se encuentra en muchos alimentos, especialmente cereales integrales y productos lácteos. Como vitamina, el organismo sólo precisa 15 mg diarios de niacina. Sin embargo, cuando se utiliza para bajar el nivel de colesterol, la niacina se emplea en las denominadas *dosis farmacológicas*, en lugar de administrarse únicamente las cantidades de vitamina precisas. Un aspecto positivo de la niacina es que es más económica que cualquier otro medicamento disponible para bajar el nivel de colesterol. Sin embargo, esta sustancia tiene un elevado índice de efectos secundarios.

Las dosis farmacológicas pueden ir desde unos cuantos cientos de miligramos hasta los 6.000 mg diarios. Si se administran 100 mg los únicos efectos secundarios que se pueden experimentar son enrojecimiento y sensación de acaloramiento durante unos cuantos minutos (esta dosis es muy baja para lograr que descienda el nivel de colesterol en sangre). Cuando se toman de 1.000 a 6.000 mg diarios, el índice de efectos secundarios es muy elevado. La dosis mínima para una acción efectiva sobre el colesterol es de unos 1.000 mg. En la administración del fármaco se suele empezar con unos 100 mg (o con varios cientos), y lentamente se va incrementando la dosis hasta llegar a los 1.000 mg. Sólo dos de cada tres personas toleran la dosis necesaria. Las quejas más frecuentes son la indigestión y el enrojecimiento. Se están comercializando algunas fórmulas especiales que se absorben de forma más lenta y que parecen causar menos problemas de enrojecimiento y no tantos efectos secundarios.

La niacina puede provocar un aumento de los niveles de azúcar en la sangre. Por lo tanto, las personas diabéticas no deben tomar niacina. Esta sustancia es uno de los pocos fármacos que pueden hacer descender de forma simultánea el colesterol y los triglicéridos; esto, junto a que resulta económico, hace que sea un fármaco muy prescrito. En Estados Unidos el número anual de prescripciones escritas es muy bajo, pero este dato es engañoso, puesto que la niacina se puede adquirir sin receta, y es posible su empleo para bajar los niveles de colesterol sin una prescripción escrita expresa.

¿QUÉ PUEDE DECIRSE DE LAS RESINAS PARA REDUCIR EL COLESTEROL?

Las resinas para hacer bajar el nivel de colesterol están disponibles en el mercado desde hace algún tiempo y actúan de forma distinta a como lo hacen las estatinas. Las resinas se unen a los ácidos biliares en el intestino eliminándolos del organismo ¿Qué tiene esto que ver con el colesterol? El hígado emplea el colesterol para producir ácidos biliares. Provocando la eliminación de ácidos biliares se fuerza al hígado a emplear colesterol adicional para producir más ácidos, lo cual propicia que disminuya el nivel de colesterol en sangre.

Aunque las resinas son muy eficaces empleando dosis bajas, gozan de poca popularidad debido a sus efectos secundarios: indigestión y estreñimiento. Muchos médicos de clínicas para enfermedades del corazón las recomiendan; en cambio, los facultativos que tienen una consulta privada no las suelen prescribir. La ventaja de las resinas es que el organismo no las absorbe, y no tienen efectos secundarios perjudiciales a largo plazo. Si para hacer descender el nivel de colesterol en sangre se tiene la opción entre administrar estatinas u otros fármacos, debe tenerse presente que las resinas hay que tomarlas en menor cantidad que las estatinas, las cuales sí son absorbidas por el organismo y pueden tener unos efectos secundarios más importantes. Dos resinas disponibles en el mercado son la colestiramina y el colestipol. Recuerde que sus dos efectos secundarios principales son el estreñimiento y la indigestión.

En la naturaleza existe una amplia variedad de sustancias que actúan de forma similar a como lo hacen las resinas: determinados tipos de fibras de los vegetales y las frutas, que se conocen con el nombre de *fibras solubles dietéticas*.

¿SIGNIFICA ESTO QUE PUEDO OBTENER FIBRA DE LOS ALIMENTOS PARA AYUDAR A QUE MI COLESTEROL DISMINUYA?

Sí. Las fibras solubles dietéticas actúan de forma similar a como lo hacen las resinas. Estas fibras sólo se encuentran en los alimentos vegetales; éste es el motivo por el cual es recomendable el abundante consumo de verdura, fruta fresca, judías, cereales, frutos secos y otras semillas (véase el capítulo 11). Las fibras solubles dietéticas se unen al ácido biliar, pero de una forma menos agresiva que las resinas, quizá con una cuarta parte de la intensidad que tienen éstas. Si la dieta incluye gran cantidad de fibra soluble, ello servirá para hacer descender el colesterol. En caso de que la persona continúe precisando agentes que actúen sobre los ácidos biliares, es posible que la dosis que necesite sea menor de la que habría precisado. Así pues, una vez más se puede apreciar la importancia de una alimentación adecuada.

¿LOS SUPLEMENTOS DE FIBRAS SE PUEDEN ADQUIRIR SIN RECETA MÉDICA?

En el mercado existen algunos productos que contienen *psyllium*, pectina (una importante fibra presente en la fruta y en la verdura) y resina de guar, u otra fibra soluble concentrada. El salvado de avena contiene una fibra que hace descender el nivel de colesterol, y que se encuentra también en la harina de avena y en otros productos derivados de la avena. La mermelada y la jalea contienen pectinas, que en parte provienen de la misma fruta de la que se extraen y en parte se añaden como ingrediente a estos alimentos. No cabe duda de que un buen suplemento de fibra soluble puede ayudar; y algunas personas, junto a un cambio del estilo de vida, será tal vez todo lo que necesiten.

¿QUÉ SON LOS FIBRATOS?

Los fibratos son otro tipo de fármaco. En Estados Unidos uno de los más extendidos es el gemfibrozilo. Otra fibra que en la actualidad se está empezando a utilizar es el fenofibrato. Los médicos utilizan estos dos medicamentos para ayudar a que descienda el nivel de triglicéridos. El fenofibrato también es efectivo para hacer bajar las LDL. A las personas que tienen un nivel elevado de triglicéridos, los médicos suelen prescribirles fibratos como primer tratamiento, aunque, como ya se ha dicho, la niacina también hace que disminuya esta sustancia. Es importante observar que el modo natural de hacer que descienda el nivel de triglicéridos es no abusar del alcohol, hacer ejercicio de forma regular, mantener un peso próximo al ideal y tomar una dieta rica en verduras, cereales y otros alimentos que contengan poco azúcar. Sustituir parte de las raciones de pan, patatas y arroz, por soja, semillas, frutos secos, aguacate y aceite de oliva puede ayudar a que disminuyan los triglicéridos. Esto implica sustituir parcialmente los alimentos ricos en carbohidratos por las denominadas grasas buenas.

¿LOS FIBRATOS TIENEN EFECTOS SECUNDARIOS?

Los fibratos suelen causar muy pocos efectos secundarios, y por regla general se toleran bastante bien. Naturalmente, cualquier medicación puede provocar en determinadas personas una reacción alérgica, y los fibratos no son una excepción. Al igual que sucede con casi todos los fármacos que sirven para hacer bajar el nivel de colesterol, la indigestión también es un posible efecto secundario.

¿LAS MARGARINAS QUE SUPUESTAMENTE CONTRIBUYEN A QUE DISMINUYA EL NIVEL DE COLESTEROL SON REALMENTE ÚTILES?

Efectivamente, existen algunas margarinas que tienen ese efecto. Contienen esteroles y sustancias relacionadas que al parecer hacer disminuir el nivel de colesterol LDL en aproximadamente un 10 o un 15 % (véase el capítulo 11 sobre la dieta). Según parece estos productos son seguros y, de forma similar a lo que sucede con la fibra dietética, permiten que se pueda disminuir la dosis de fármacos para el colesterol de acción más potente, como las estatinas.

¿ALGUNA COMBINACIÓN DE ESTOS FÁRMACOS PUEDE HACER QUE DISMINUYA DE UNA FORMA MÁS EFICAZ MI NIVEL DE COLESTEROL?

En algunos casos, los médicos prescriben dos o más fármacos de manera simultánea. Se trata de la denominada *terapia combinada*. A veces, las resinas o las fibras vegetales y las nuevas margarinas se administran junto a las estatinas, y esta combinación puede ocasionar un descenso de los niveles de colesterol LDL de un 20 a un 25 %. Si además se añade niacina puede producirse un descenso adicional del 15 al 20 %. Así pues, la suma de los tres tipos de fármacos llegan a facilitar un descenso de los niveles de colesterol LDL de hasta un 70 %. Pero debe recordar que cada medicamento tiene sus propios efectos secundarios, y que estos efectos se presentaran todos juntos. Cuando se administra una combinación de estos potentes fármacos un profesional médico debe monitorizar al paciente ante cualquier efecto secundario que pueda surgir.

SI TOMO ALGUNO DE ESTOS FÁRMACOS, ¿DEBO CONTROLAR EL FUNCIONAMIENTO DEL HÍGADO?

Sí. El hígado cumple múltiples funciones, una de las cuales es convertir en atóxicas muchas sustancias que entran en el organismo a través de los alimentos o el aire. Cuando esta función de desintoxicación se acentúa en exceso, algunas hormonas hepáticas alcanzan niveles anormales. Las estatinas, grandes cantidades de niacina, y en menor medida los fibratos pueden conducir a unos niveles anormales de estas enzimas, aunque es posible que la persona afectada no perciba unos síntomas específicos. *Antes* de empezar a administrar estatinas se efectúa un análisis de sangre para comprobar la función hepática; también se realiza un análisis transcurridas doce semanas desde el inicio de la medicación o cuando se aumenta la dosis. Si piensa que tiene algún problema llame a su médico, que probablemente le aconsejará someterse a un análisis de sangre para comprobar los niveles de estas enzimas hepáticas. No obstante, existen cada vez más pruebas de que un aumento moderado de estas enzimas hepáticas, debido al empleo de fármacos para hacer disminuir los niveles de colesterol, no daña el hígado.

¿QUÉ SUCEDE CON LOS MEDICAMENTOS PARA LA PRESIÓN ARTERIAL?

El estudio de los fármacos relacionados con la presión arterial es muy complejo. Existen muchos tipos de sustancias, como diuréticos, bloqueadores beta, inhibidores de la ECA (enzima convertidora de la angiotensina), bloqueadores de los receptores de angiotensina (BRA), bloqueadores del canal del calcio, entre otros. Puede pedirle a su médico que le describa la acción y los efectos secundarios de cualquier fármaco prescrito. El aspecto positivo que aquí cabe considerar es lo mucho que el paciente puede hacer para disminuir la presión arterial sin recurrir a los fármacos, dejando que éstos constituyan un último recurso sólo para casos extremos, o propiciando que la dosis necesaria sea mucho menor. Debe indicarse, una vez más, que los medicamentos tienen efectos secundarios; la administración de este tipo de sustancias no debe interrumpirse de forma brusca, puesto que la subida repentina de la presión arterial podría provocar importantes trastornos, e incluso la muerte.

Algunos de los principales efectos secundarios de estos fármacos son los siguientes:

- Todos ellos pueden provocar que la presión arterial descienda en exceso y cause síntomas de debilidad y desfallecimiento.
- Diuréticos: pueden ocasionar debilidad debido a una pérdida excesiva de potasio por parte del organismo; también pueden propiciar un aumento de los niveles de ácido úrico, colesterol y triglicéridos; pueden originar un ataque de gota en aquellas personas propensas a este tipo de trastorno.
- Bloqueadores beta: los efectos secundarios más comunes son la debilidad y la fatiga; en los hombres puede causar impotencia; agravan las dificultades respiratorias en quienes padecen asma; y hacen que se eleven ligeramente los niveles de colesterol y triglicéridos.
- Inhibidores de la ECA: el efecto secundario más frecuente es el estreñimiento; una reacción farmacológica adversa relativamente poco habitual es una reacción alérgica de la piel.
- Bloqueadores de los receptores de angiotensina (BRA): se trata de unos fármacos bastante recientes, pueden sustituir a los inhibidores de la ECA o a cualquier otro de estos medicamentos para la presión arterial, sin provocar prácticamente ningún efecto secundario.

- Bloqueadores de los canales del calcio: provocan edemas en los tobillos. Los beneficios que producen son menores que los de los restantes medicamentos para la presión arterial; por lo tanto sólo se utilizan si los restantes medicamentos no se toleran adecuadamente.

Algunas de estas acciones farmacológicas son fácilmente comprensibles. Un diurético elimina el sodio (la parte de la sal, cloruro sódico, que puede hacer que aumente la presión arterial), ello provoca que disminuya el volumen de la sangre; por lo tanto, el corazón debe bombear una menor cantidad de sangre. Los bloqueadores beta actúan sobre la adrenalina circulante, *bloqueando* su acción sobre los nervios que constriñen los pequeños vasos sanguíneos; ello posibilita que la sangre fluya con mayor facilidad a través de esos vasos.

Aunque la medicación para la presión sanguínea es en ocasiones necesaria, hay que repetir una vez más la importancia clave que tienen los cambios en el estilo de vida. En los capítulos 8 a 11 se describen formas de mejorar la salud.

¿QUÉ SE PUEDE DECIR DE LOS FÁRMACOS ANTICOAGULANTES?

El más importante de los agentes anticoagulantes es la aspirina. A las personas que han sufrido un infarto se les suele recomendar que tomen diariamente media aspirina o una entera (o lo que se solía denominar una aspirina infantil), para evitar un agregamiento anormal de plaquetas sanguíneas, que son aquellos pequeños elementos de la sangre que desempeñan un papel clave en la coagulación. Este agregamiento anormal es el paso preliminar a la formación de coágulos sanguíneos, y éstos pueden causar problemas, incluyendo infartos, si esto ocurre en las arterias coronarias.

El tratamiento con fármacos anticoagulantes distintos de la aspirina, como la warfarina, debe ser controlado con mucho detenimiento por el facultativo, a través de la realización de análisis de sangre cada pocas semanas, para asegurarse de que la dosis administrada es la correcta. Las principales interacciones con los alimentos se pueden dar con los fármacos anticoagulantes, dado que algunos alimentos (y determinados suplementos vitamínicos) contienen una poderosa vitamina, la vitamina K, que interviene en el proceso de coagulación de la sangre. La medicación debe depender del consumo de vitamina K que se haga con los alimentos. Hágale saber a su médico si está consumiendo alimentos ricos en vitamina K, como por ejemplo verdura (que es muy saludable) o si está tomando algún suplemento que contenga dicha vitamina, y que su intención es seguir con estos consumos.

ALIMENTOS RICOS EN VITAMINA K

- Los alimentos que contienen más vitamina K son: verduras de hoja verde, especialmente de la familia de la col, como brécol, repollo y nabos, la lechuga y el hígado.
- Cereales enriquecidos y suplementos alimentarios.
- Contienen pequeñas cantidades de vitamina K: el yogur y otros productos lácteos elaborados, otros vegetales, la fruta, los cereales, los huevos y la carne.

SOY UNA MUJER POSMENOPÁUSICA; ¿ES CIERTO QUE LOS ESTRÓGENOS SON BENEFICIOSOS PARA MI CORAZÓN?

Se trata de una pregunta difícil de responder, dado que los estrógenos, en las mujeres posmenopáusicas, tienen efectos tanto positivos como negativos. Existen bastantes estudios que indican que los estrógenos ejercen una acción protectora. Sin embargo, investigaciones recientes han cuestionado esas conclusiones; por ello, continúa siendo una cuestión controvertida. Existe la preocupación respecto a si el uso prolongado de estrógenos puede aumentar el riesgo de padecer cáncer de mama. Se sabe que los estrógenos provocan que se eleven los niveles de triglicéridos en sangre en aproximadamente un 10 % en las mujeres propensas; y ello puede incrementar el riesgo de padecer un infarto. Las mujeres que siguen una terapia

de reemplazamiento hormonal (TRH) tienen también una mayor
tendencia a que la sangre coagule más fácilmente. Es importante
que la paciente colabore con su médico en esta compleja problemática, puesto que no tiene una solución clara.

¿DEBO LLEVAR UN CONTROL DE LOS MEDICAMENTOS QUE TOMO?

Deben anotarse todos los medicamentos que se estén tomando,
y las dosis de cada uno de ellos. Esta lista debe conservarse. En
cualquier momento en el que se visite al médico se le puede mostrar la lista, para evitar la posibilidad de que alguna prescripción o
recomendación interfiera o interactúe de forma negativa con los
fármacos que se estén tomando. El médico, las enfermeras encar-
gadas del caso y el farmacéutico deben decirle al paciente si alguno
de los fármacos que está tomando puede interactuar de manera negativa. Siempre que se prescribe una nueva medicina es aconsejable
que el médico examine los fármacos prescritos con anterioridad a
ese paciente, además de todos los productos de herbolario que se
estén tomando.

Capítulo 6

Principales intervenciones quirúrgicas en el corazón: desde el *bypass* hasta la angioplastia

En ocasiones se precisa recurrir a un método invasivo o a una intervención quirúrgica. Es posible que las arterias coronarias se estrechen de manera que la única solución sea la cirugía u otro procedimiento invasivo; por lo menos hasta el momento presente, dado el estado actual de la ciencia. Algunos métodos, incluso siendo invasivos, no se consideran quirúrgicos, según el sentido clásico del término; y a menudo, se trata de una forma adecuada de actuación sobre las arterias bloqueadas. En la jerga médica, se denominan *procedimientos de intervención cardíaca*. El paciente tiene el derecho de debatir la conveniencia de estas pruebas antes de decidir si desea optar por una intervención quirúrgica u otro procedimiento invasivo. En este capítulo nos centraremos en los procedimientos aplicables a las cardiopatías coronarias, que son con diferencia las más frecuentes.

¿CUÁLES SON LOS PRINCIPALES TIPOS DE INTERVENCIÓN QUIRÚRGICA Y PROCEDIMIENTOS AFINES?

Las intervenciones quirúrgicas van desde las operaciones más importantes, en las que se abre el tórax y se opera directamente el corazón (*cirugía de bypass sobre las arterias coronarias*), hasta procedimientos en los que se inserta un instrumento en un vaso sanguíneo y se hace pasar a través de la arteria coronaria, donde se agranda el calibre que se ha estrechado (*angioplastia*). Aunque ambos sistemas *invaden* el organismo (de ahí que se denominen *procedimientos invasivos*), el grado de invasión y del subsiguiente trauma difiere totalmente de uno a otro sistema.

¿EXISTE ALGUNA PRUEBA A LA QUE ME PUEDA SOMETER ANTES DE OPTAR POR UNA INTERVENCIÓN QUIRÚRGICA O A OTRO TRATAMIENTO INVASIVO?

Antes de que el médico decida que al paciente se le debe practicar una intervención quirúrgica de *bypass* u otro tipo de tratamiento invasivo, se suelen realizar diversas pruebas diagnósticas. Dos de las más frecuentes son el *electrocardiograma* (ECG) *sobre una cinta ergométrica* y la *angiografía* (véase el capítulo 4).

¿QUÉ ES LA CIRUGÍA DE *BYPASS* Y CUÁNDO ES RECOMENDABLE PRACTICARLA?

La cirugía de *bypass* es una intervención quirúrgica importante. La forma más drástica de corregir el problema de una arteria que está obstruida es sustituirla por otro vaso sanguíneo sano proveniente de otra parte del organismo. Hablar de *sustituir* es algo simplista: lo que el cirujano realmente hace es rodear la sección obstruida de la arteria coronaria, uniendo a la misma un vaso sanguíneo sano (como, por ejemplo, una vena de la pierna que se pueda extirpar sin causar problemas), de forma tal que los extremos del mismo se sitúen justo antes y después de la zona obstruida, lo cual permitirá que la sangre rodee (en inglés *bypass* significa «tubo de desviación» o también «desviar») esa zona dañada y pueda seguir fluyendo.

No sería una operación similar a la de sustituir en casa una tubería atascada por otra nueva; sería más bien añadir una tubería adicional conectándola en los puntos inmediatamente anterior y posterior a la zona oxidada y dañada. De la misma forma que al realizar esta reparación en casa sería preciso cerrar la llave de paso general del agua, en esta intervención quirúrgica hay que evitar que, durante la misma, la sangre fluya por la zona operada, para lo cual el médico utiliza unos aparatos especiales que hacen que la sangre continúe circulando y garantizan que se oxigene mientras dura la intervención.

¿CUÁLES SON LAS PERSPECTIVAS DE RESTABLECIMIENTO DESPUÉS DE UN *BYPASS*?

Las expectativas son muy buenas. Sólo en Estados Unidos se practican anualmente unas 500.000 intervenciones de este tipo. Si, después de la operación, la persona que sobrevive al infarto adopta un estilo de vida sano y toma la medicación adecuada (cuando ello sea necesario), el *bypass* tiene un elevado índice de éxito.

El índice de fracasos es muy bajo: aproximadamente un 4 % de los vasos sanguíneos implantados se cierran anualmente. El fracaso se eleva a un 6 % aproximadamente transcurridos 6 años.

Si no se cambia el estilo de vida (continuar fumando constituye el caso extremo) es posible que sea necesario implantar otro *bypass* cuando hayan transcurrido unos pocos años. Con cada nuevo *bypass* que se implanta disminuye el índice de éxitos. Esto es lógico si se tiene en cuenta que el corazón ya ha sufrido una alteración con la primera intervención quirúrgica, con un *bypass* que ha fallado. Para el cirujano el caso se complica con cada nueva operación.

¿LA ANGIOPLASTIA ES UNA OPERACIÓN QUIRÚRGICA?

La angioplastia no se considera una operación quirúrgica. Es una intervención mucho menos traumática que un *bypass*, y no se debe asociar a la cirugía. A menudo, la angioplastia es la medida que se adopta cuando los cambios en el estilo de vida, o dichos cambios combinados con la terapia farmacológica, no funcionan. En terminología médica este procedimiento se denomina *angioplastia coronaria transluminal percutánea* o *ACTP*.

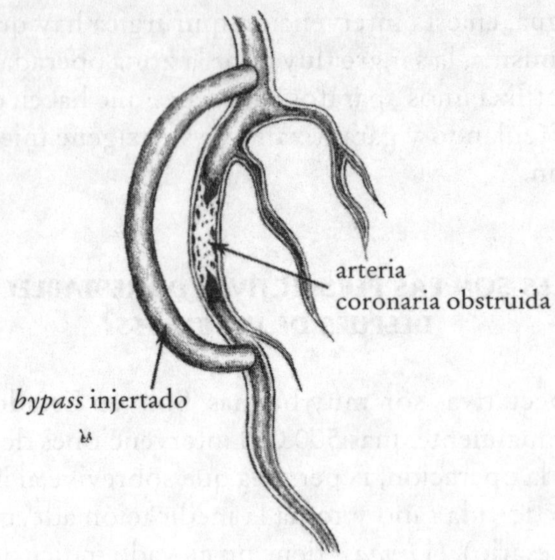

Figura 6.1: Injerto de un bypass *en una arteria coronaria obstruida
por una placa aterosclerótica.*

Después de aplicar anestesia local se inserta una sonda delgada (catéter), con un balón en la punta, en el brazo o en la pierna, y se hace llegar hasta la arteria coronaria obstruida. El balón se hincha y deshincha de forma repetida, para comprimir los depósitos de colesterol, la placa, contra la pared de la arteria. Es posible que se tenga que permanecer en el hospital uno o dos días. En la mayoría de casos la arteria coronaria tratada con una angioplastia permanece abierta; sin embargo, en algunas ocasiones es preciso repetir la intervención unos meses después.

En ocasiones, si cuando se está realizando una angiografía se observa una obstrucción importante en la arteria coronaria, se realiza al mismo tiempo una angioplastia, aprovechando que el catéter ya está colocado.

¿QUÉ SON LOS *STENTS*?

Los nuevos avances en las intervenciones quirúrgicas de las arterias coronarias enfermas incluyen el empleo cada vez más fre-

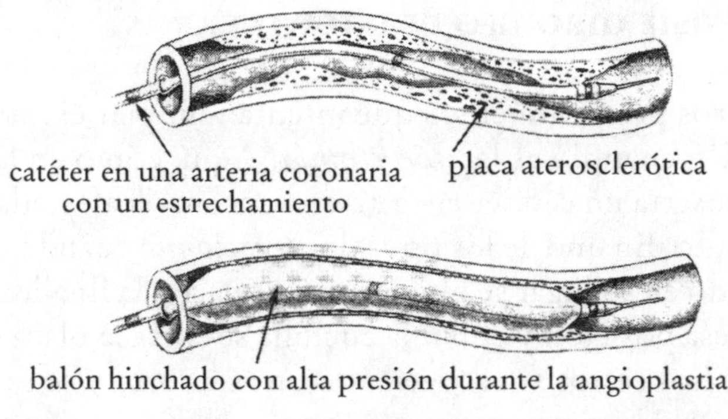

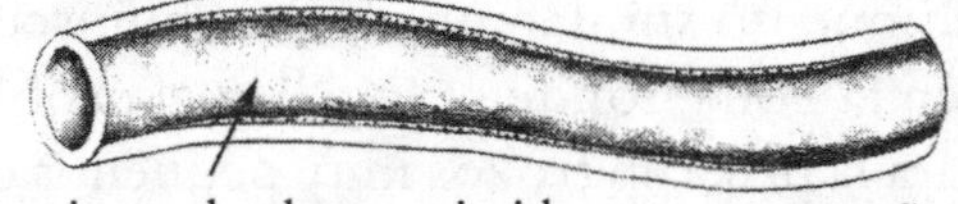

*Figura 6.2: Catéter en una arteria coronaria antes y después
de una angioplastia.*

cuente de *stents*. Se trata de implantes hechos de material inerte que se colocan en la arteria para mantenerla abierta. Los *stents* han tenido mucho éxito en personas que padecían un importante estrechamiento de las arterias. En esta área todavía se están realizando avances, y es demasiado pronto para saber el éxito que tendrán a largo plazo. Es importante ser tratado en un centro médico que tenga experiencia con estos nuevos procedimientos, para tener la seguridad de que se va a recibir la mejor atención posible.

PARECE QUE LOS *STENTS* CONSTITUYEN EL PASO SIGUIENTE A LA ANGIOPLASTIA, ¿ES ESO CORRECTO?

Sí. En la angioplastia se abren las arterias coronarias, pero en un 30 o un 40 % de los pacientes las arterias se vuelven a estrechar con el paso del tiempo, y en los ECG sobre una cinta ergométrica se demuestra que el flujo sanguíneo por esas arterias es pobre. Un *stent* podría evitar que esos estrechamientos se volvieran a producir, como es típico en muchas angioplastias.

¿EXISTE OTRO TIPO DE INTERVENCIONES?

Existen otros procedimientos que intentan limpiar el interior de la arteria. Un ejemplo es la *aterectomía*. Aquí, como en la angioplastia, se inserta un catéter en la arteria coronaria afectada por el estrechamiento. En uno de los tipos de *aterectomía* cuando el tubo está colocado en su lugar se hincha un balón, con la finalidad de sostenerlo en esa posición y con una cuchilla se corta la placa de la pared arterial. Los restos se recogen con un accesorio y se retiran cuando se extrae el instrumento.

En un procedimiento similar, una broca minúscula unida a un tubo se inserta en la zona donde se localiza el problema. Aquí el minitaladro tritura la placa en trozos muy pequeños que son eliminados por la sangre circulante.

Otras técnicas punteras en la cirugía cardíaca incluyen el empleo de láser. En la actualidad se están realizando estudios para ver si se puede utilizar un tipo especial de láser para eliminar parte del depósito en las arterias. Con el progreso de los instrumentos electrónicos es probable que se desarrollen nuevas técnicas.

¿QUÉ SON LOS MARCAPASOS?

Los marcapasos son minúsculos aparatos alimentados por una batería de litio que controlan el latido del corazón. Se implantan quirúrgicamente, bajo la piel o cerca del corazón, y emiten impulsos eléctricos. Lo más habitual es que se empleen cuando el corazón late demasiado lentamente debido a un trastorno denominado *bloqueo cardíaco* (véase el capítulo 2). Los trastornos que se caracterizan por un latido rápido, denominados *arritmias*, también se pueden tratar con marcapasos; pero en estos casos en la actualidad es más frecuente la eliminación quirúrgica de la vía eléctrica anormal en el corazón. En los últimos años se han realizado muchos avances en el diseño de los marcapasos así como en el control quirúrgico de los ritmos cardíacos anormales, incluyendo la miniaturización de los marcapasos.

¿SI ME RECOMIENDAN SOMETERME A UNA INTERVENCIÓN DE ESTE TIPO, DEBO RECABAR UNA SEGUNDA OPINIÓN?

Cuando se aconseja recurrir a la cirugía o a otro procedimiento invasivo, normalmente es una buena idea recabar una segunda opinión. Por regla general, los médicos son muy receptivos a este tipo de solicitudes y pueden recomendar un especialista. No tema expresar que desea contar con una segunda opinión: ¡se trata de su vida y de su futuro! Una segunda opinión puede confirmar lo que su médico había recomendado, o puede sugerir una opción alternativa o la posibilidad de prescindir totalmente de la cirugía. Entonces se encontrará en la disyuntiva de sopesar las distintas opciones. *No olvide nunca que la decisión final es siempre suya.*

Capítulo 7

El restablecimiento tras un ataque al corazón

En este capítulo encontrará las respuestas a sus dudas referentes a los cuidados necesarios en las semanas inmediatamente posteriores a un infarto. Este capítulo es útil no sólo para los supervivientes de este trance, sino también para los familiares y amigos que los ayudan a reestructurar sus vidas una vez que regresan a casa.

¿Cuáles son las posibilidades de volver a mi vida normal?

La calidad de vida después de un infarto dependerá de la importancia de la lesión que haya sufrido el músculo del corazón, así como de la localización de esa lesión: el régimen alimentario, los fármacos y el ejercicio son elementos que están condicionados al estado en que queda el corazón después del infarto. Muchos pacientes podrán volver a una vida plenamente activa, siempre que controlen los factores de riesgo y que sigan las precauciones generalmente aceptadas. Pero en otros casos la lesión será tan importante que las perspectivas de vivir de forma plena y libre, de la misma manera que se había hecho con anterioridad, serán poco realistas.

Cada vez más pruebas obtenidas en investigaciones científicas muestran que la mayoría de personas que han sufrido una lesión en el músculo del corazón pueden reemprender su actividad normal transcurridas cuatro semanas después del infarto, y ello incluye la actividad sexual, la actividad física y la vuelta al trabajo.

A lo largo de todo el período de restablecimiento, es preciso valorar la importancia que tiene el apoyo psicológico del cónyuge o de un amigo íntimo.

¿SERÉ UN INVÁLIDO DURANTE EL RESTO DE MI VIDA?

En la mayoría de casos, un superviviente no es un inválido. Ya no se tiene la idea de que después de un infarto hay que «tomarse las cosas con tranquilidad». Un rápido retorno al trabajo o a las labores cotidianas y la práctica de mucho ejercicio físico son los nuevos objetivos que se proponen desde el prisma de la rehabilitación cardíaca moderna. Éste es un aspecto importante, que debe ser recordado, y los amigos y familiares que cuiden al enfermo lo deben tener también presente. *Puede y debe evitarse hablar de invalidez.* La invalidez tiene repercusiones negativas tanto físicas como psicológicas, y se obtendrá un total restablecimiento si se tiene confianza en que la curación es posible y si se es capaz de reemprender una vida productiva.

Hay casos excepcionales que requieren unos mayores cuidados. Cuando se da esta situación ya se constata durante la estancia en el hospital. Las personas que han sufrido una lesión importante en el ventrículo izquierdo, que es la cavidad que bombea la sangre hacia todo el resto del organismo, tienen el riesgo de padecer arritmias cardíacas, y posiblemente no podrán volver a la actividad normal. El profesional sanitario que atienda el caso explicará todas las restricciones que deban seguirse. Es preciso prestar mucha atención a estas instrucciones, tomar notas e intentar que otra persona acompañe al enfermo y que también anote los detalles. Es importante preguntar todas las dudas que se tengan. En el parte que se facilita al dar de alta al paciente se especificará si se debe limitar la actividad física y el ejercicio. Deben seguirse minuciosamente todas las especificaciones. En caso de no tratarse de un caso excepcional, el enfermo podrá reemprender rápidamente su actividad ordinaria, incluyendo la actividad sexual.

¿Qué debo hacer en el momento de regresar a casa?

Los cuidados que se deben adoptar en casa durante la primera semana dependen de los tratamientos que se hayan iniciado en el hospital; por ejemplo, si después del infarto se ha recibido o no un tratamiento que abra de forma eficaz las arterias obstruidas para facilitar el flujo sanguíneo a través del corazón, o si se ha implantado quirúrgicamente un *bypass*. Una vez más, aquí debe señalarse que el plan de tratamiento durante la primera semana de estancia en casa depende de la gravedad del infarto sufrido. Es posible que el enfermo tenga que acudir durante esa semana a realizarse una visita. *Pero con independencia de la gravedad del ataque al corazón que se haya sufrido, lo verdaderamente importante es que en todo momento, durante la primera semana, se mantenga una línea abierta de contacto con el hospital y con el médico.*

En general, la primera semana se debe afrontar con tranquilidad. Es posible que se permita al enfermo andar por terreno llano, a un ritmo moderado, durante diez minutos, un par de veces al día (por la mañana y por la tarde), y deberán planificarse los quehaceres cotidianos. Por ejemplo, es posible hacer lo siguiente: levantarse, desayunar y, a continuación, tomarse tiempo libre para realizar alguna actividad sedentaria y permitir así que se digiera el desayuno. A continuación se puede tomar una ducha, relajarse y pasear hasta que llegue el momento de la comida del mediodía. Es importante espaciar las actividades, de forma que no se emplee demasiada energía, y evitar que se produzca un exceso de intensidad por querer realizar varias cosas al mismo tiempo. Entonces la persona tiene que evaluar cómo se siente. Cualquier dolor inusual en el tórax, cualquier dificultad respiratoria o latidos irregulares o acelerados deben ponerse en conocimiento del médico o del hospital inmediatamente.

¿QUÉ DEBO HACER DESPUÉS DE LA PRIMERA SEMANA?

Durante la primera semana la supervivencia es el motivo recurrente de reflexión, pero en aproximadamente las cinco semanas posteriores debe efectuarse una planificación física, psicológica y emocional para volver a la plena actividad de la vida normal. En este período debe ponerse el máximo empeño en conseguir el total restablecimiento. Hay que centrarse más que nunca en tomar los medicamentos prescritos, dejar de fumar, evitar colocarse en situación de fumador pasivo, reducir el estrés, controlar la depresión, hacer ejercicio, seguir una dieta, reducir el consumo de alcohol y disminuir el peso en caso de que se sea obeso. La segunda parte de este libro está dedicada a explicar cada uno de estos aspectos del restablecimiento.

¿EN QUÉ MEDIDA DEBO MOSTRAR MIS DESEOS DE RESTABLECIMIENTO A MI MÉDICO?

En ocasiones el enfermo debe transmitir a su cardiólogo o médico de cabecera que realmente está impaciente por someterse al tratamiento prescrito, y que desea hacer todo lo necesario para conseguir el restablecimiento. Ahora es el momento de mostrarse realmente convincente en la expresión de los deseos.

Hay que considerar que probablemente el médico tendrá muchos pacientes, y que no todos ellos desearán ser tan contundentes en la reducción de sus factores de riesgo. Usted puede convertirse en una parte activa de su cuidado y recuperación: pregunte, tome notas, aprenda, pida copias de sus historiales médicos. Lea para documentarse, no se quede sólo con lo se dice en este libro. Utilice la bibliografía que se propone al final de esta obra para conseguir la información que más le interese o que convenga a su cuidado y restablecimiento. Si dispone de ordenador, obtenga a través de Internet toda la información extra que precise. En la actualidad hay muchas páginas web que tratan temas de salud.

¿QUÉ SE PUEDE DECIR DE LOS CENTROS DE REHABILITACIÓN PARA ENFERMEDADES DEL CORAZÓN?

Los centros de rehabilitación cardíaca son unas instalaciones de las que se dispone en muchos lugares, tal vez dependientes de alguna asociación o de algún hospital. Estos centros son atendidos por enfermeras que han recibido formación en las técnicas necesarias para supervisar la actividad física, y para proporcionar una orientación sobre medicamentos, dieta, y ritmo de restablecimiento después de un infarto. Los médicos están disponibles rápidamente en caso de que sean necesarios sus servicios.

Estos centros pueden facilitar mucho la recuperación y ayudar a que aumente la autoconfianza del paciente, puesto que éste se halla en contacto con otras personas que se recuperan de forma satisfactoria de los infartos que han sufrido. Los centros de rehabilitación cardíaca pueden ayudar a que se ponga en práctica el programa recomendado en este libro. Acudir a uno de esos centros puede ser la mejor manera de volver a la normalidad de la vida cotidiana de la forma más rápida posible.

Un programa de rehabilitación cardíaca trabaja sobre todos los factores de riesgo. Se diseña un programa individual de actuación, de forma que el paciente efectúe una transición, y pase de saber lo que necesita a *ponerlo en práctica de una forma efectiva*. Se adquieren todos los conocimientos precisos, como la forma de controlar la presión arterial, asegurándose que está dentro de los límites señalados. Se enseña a realizar ejercicio a un nivel adecuado. También se aprenden técnicas de autoevaluación, de forma que el paciente sepa qué es lo que debe preocuparle y los aspectos que no necesitan ser comentados con el médico.

En estos centros se realiza una evaluación inicial, que le da al enfermo la oportunidad de conocer su situación, como el nivel de colesterol y triglicéridos, la presión sanguínea, el grado de tabaquismo, los factores relacionados con el estrés y la capacidad física frente al ejercicio. Además, se debate con el paciente la dieta, el número de calorías que le aportan las grasas, y los cambios nutricionales que debe efectuar. La evaluación tiene como objetivo conseguir que descienda tanto como sea posible el nivel de riesgo, así como diseñar un programa de ejercicios adecuado. Las enfermeras especializadas, y en ocasiones también los médicos, supervisan los ejercicios para la rehabilitación cardíaca.

¿ESTOS CENTROS PUEDEN PRESTAR AYUDA TAMBIÉN EN LOS ASPECTOS PSICOLÓGICOS?

Sí, hablar con los profesionales de la salud en un centro de rehabilitación cardíaca puede ayudar en los aspectos psicológicos y emocionales, especialmente en los temores que pueden surgir (temores que pueden obstaculizar el progreso hacia la total recuperación). La integración en un grupo que trata de restablecerse de sus afecciones del corazón es el mejor estímulo psicológico que se puede conseguir.

¿LOS SISTEMAS DE ASISTENCIA SANITARIA PAGAN LOS PROGRAMAS DE REHABILITACIÓN CARDÍACA?

A menudo Medicare cubre estos programas si se cumplen sus directrices. Algunos seguros pagan estos servicios o, al menos, anticipan su pago durante unos meses. Algunos programas de rehabilitación tienen una mayor proyección social y se hacen cargo de una importante parte del precio si se desea continuar con el programa una vez que han transcurrido los tres o cuatro meses que suelen cubrir la mayoría de compañías de seguros. Llame a su seguro médico para saber el coste que cubren y durante cuánto tiempo.

¿DÓNDE PUEDO ENCONTRAR UN PROGRAMA DE REHABILITACIÓN CARDÍACA?

Los programas de rehabilitación cardíaca están muy extendidos, pero lamentablemente son poco utilizados. En Estados Unidos únicamente un 30 % de las personas que tienen cubierta su eventual utilización hacen uso de estos programas. Después de constatar que se padece una enfermedad arterial coronaria, tras haberse implantado un *bypass*, o después de un infarto, se puede reducir de forma considerable el riesgo de padecer nuevas complicaciones si se acude a un centro de rehabilitación cercano al domicilio y se ingresa en uno de sus programas. Pídale a su médico o al personal del hospital encargado de la asistencia postoperatoria que le faciliten una recomendación.

¿QUÉ DEBE HACERSE CUANDO HAYAN TRANSCURRIDO LAS SEIS SEMANAS DE RESTABLECIMIENTO?

Durante las primeras seis semanas el enfermo hace ejercicio de forma poco intensa aunque constante e incrementando progresivamente la duración del ejercicio. En ese punto, si se abandona el programa de rehabilitación ya se tiene una idea clara del ritmo cardíaco que resulta aconsejable y apropiado, de forma que los ejercicios cotidianos no provocan en el corazón una situación de tensión. Es el momento en que el enfermo ya casi es *adicto* a una dieta más sana: a la mayoría de personas les gusta la nueva manera de alimentarse y, lentamente, pero de forma casi invariable, pasan a preferir una dieta baja en grasas animales (véase el capítulo 11).

Después de la sexta semana se entra en lo que debe considerarse el *programa de atención de los factores de riesgo a largo plazo*. En la segunda parte de este libro se ofrecen las pautas para cuidar de los factores de riesgo como parte de un estilo de vida sano y que le permitirán recuperar y mantener su salud.

¿SE PUEDE EVITAR SUFRIR UN SEGUNDO INFARTO?

En los últimos cinco años las investigaciones han demostrado que hasta un 80 % de los infartos pueden evitarse. Siguiendo un programa riguroso de control de los factores de riesgo se pueden reducir las probabilidades de padecer un segundo ataque al corazón. Se trata de un cambio verdaderamente revolucionario en las expectativas de salud, de forma que las probabilidades de repetirse el ataque han pasado de ser de un caso de cada cuatro a uno de cada veinte. ¡Se trata, indudablemente, de un gran progreso!

¿CUÁLES SON LOS SÍNTOMAS DE AVISO DE UN SEGUNDO INFARTO?

Los síntomas son los mismos que los de un primer infarto: cualquier dolor inexplicable en el pecho que dure más de cinco minutos. Esto puede ocurrir cuando se está realizando ejercicio, al mojarse o sumergirse en agua fría, o después de una comida. Cuando se da este dolor estando en reposo y aumenta la frecuencia con la que se manifiesta, se denomina angina de pecho inestable, y es un síntoma claro de que puede producirse un segundo infarto. Como ya se ha sufrido un infarto anteriormente, cualquier dolor de este tipo o cualquier sensación de presión o pesadez en el pecho constituyen importantes señales de aviso. Las personas que han sufrido un primer infarto precisan ponerse en contacto de forma inmediata con unos servicios médicos o con un profesional sanitario.

Segunda parte

ESTILO DE VIDA PARA UN CORAZÓN SANO

Capítulo 8

Cambio de estilo de vida: tabaquismo

En Estados Unidos, en la actualidad fuman casi el 28 % de los hombres, unos 26 millones de personas; y aproximadamente el 23 % de las mujeres, lo que significa algo más de 23 millones de fumadoras. Además, fuman también 4.400.000 adolescentes de edades comprendidas entre los 12 y los 17 años.

La mayoría de los fumadores se inician en el hábito debido a la presión social, debido a que los amigos fuman, porque en una fiesta parece sofisticado fumar, porque para la juventud es algo prohibido. (Lo irónico es que la mayoría de personas cuando dan la primera bocanada, tosen, sienten náuseas y dicen no querer volver a probarlo nunca más. Entonces se fuerzan a sí mismos a probarlo de nuevo, y pronto se hacen adictos, tanto física como psicológicamente.) Una estadística alentadora es que más de 40 millones de estadounidenses son ahora ex fumadores. La presión que motivó que esas personas empezaran a fumar, en la actualidad podría estar actuando en sentido opuesto.

Si usted es fumador probablemente le costará leer la información relativa a cómo el tabaco perjudica a su corazón. A medida que avance en la lectura puede ser útil que sepa que el riesgo que conlleva fumar para el corazón es en gran parte reversible: desaparece parcialmente a las veinticuatro horas de abandonar el hábito; y desaparece por completo transcurridos entre tres y cinco años desde que se dejó el tabaco. Además, aunque es posible que no desee pensar en la forma concreta en que el tabaco daña el corazón, tener una idea de cómo se produce ese daño puede ayudarle en el momento que decida dejar de fumar. Una adecuada comprensión del proceso puede ayudarle a imaginar cómo debe ser un sistema cardiovascular sano, que es el objetivo por el que está trabajando.

¿CÓMO SE SABE QUE EL TABAQUISMO CAUSA CARDIOPATÍAS?

Si usted le pregunta a alguna persona fumadora, no fumadora o ex fumadora cuáles son las consecuencias del tabaco, ninguna de ellas olvidará mencionar el cáncer de pulmón, el enfisema pulmonar, la tos crónica y otros problemas respiratorios. Sin embargo, sólo unas pocas mencionarán las cardiopatías.

El tabaco no sólo es uno de los riesgos principales del cáncer de pulmón o del enfisema, sino que también *dobla* las probabilidades de desarrollar una enfermedad del corazón. Los fumadores con una cardiopatía tienen hasta un 70 % más de probabilidades de morir a causa de la cardiopatía que los no fumadores. El riesgo de padecer una enfermedad del corazón aumenta en función del número diario de cigarrillos consumidos. Las personas que fuman hasta 14 cigarrillos diarios tienen aproximadamente el doble de probabilidades de desarrollar una cardiopatía que quienes no fuman. Quienes consumen entre 15 y 24 cigarrillos tienen cuatro veces más probabilidades; y quienes fuman más de 25 cigarrillos diarios tienen seis veces más probabilidades. Estas estadísticas, añadidas a las del aumento del riesgo de padecer cáncer, enfisema y enfermedades respiratorias crónicas, son lo suficientemente impactantes como para animar a muchas personas a dejar de fumar.

No son sólo los fumadores los que tienen un mayor riesgo: el humo que proviene del tabaco que fuman otras personas, en ocasiones denominado humo ambiental, sitúa también a los no fumadores en una situación de mayor riesgo. Este humo proveniente de cigarrillos que fuman otras personas mata entre 37.000 y 40.000 personas al año. ¡La sola observación de los datos de estas estadísticas de la American Heart Association debería ser suficiente para que todos los fumadores abandonaran el hábito y mantuvieran los hogares libres de humo! Afortunadamente, en la actualidad es más fácil proteger a los fumadores pasivos, dado que las normas que rigen en muchos Estados prohíben fumar en lugares públicos. Lo lamentable es que los niños en sus hogares continúan estando desprotegidos.

SÉ QUE FUMAR ES MALO PARA LOS PULMONES, PERO ¿POR QUÉ ES MALO PARA EL CORAZÓN?

Aumento del ritmo cardíaco y de la presión arterial

Con el humo del tabaco se inhalan dos sustancias especialmente nocivas. Una de ellas es la nicotina, que es el ingrediente adictivo de los cigarrillos. Cuando entra en el torrente sanguíneo hace aumentar el ritmo del corazón, lo que provoca que éste tenga que trabajar con mayor intensidad, y aumentan las necesidades de oxígeno de todas las células del organismo. Los investigadores creen que la nicotina contribuye a las *arritmias* (latidos irregulares del corazón). El riesgo de las personas fumadoras de sufrir una muerte repentina a causa de un infarto es tres veces superior a la de los no fumadores. La nicotina provoca que aumente la presión arterial mientras se está consumiendo el tabaco, lo cual significa que diariamente un fumador moderado puede provocar que sus vasos sanguíneos se contraigan y se dilaten a un ritmo veinte o más veces superior a lo normal. Los científicos no saben exactamente cómo afecta esto al organismo con el transcurso del tiempo, pero sospechan que es perjudicial. Se sabe que cuando ya se tiene la presión arterial alta, fumar dificulta mucho el controlarla.

Falta de oxígeno

La segunda sustancia nociva es el monóxido de carbono. La hemoglobina de la sangre recoge el oxígeno y lo distribuye entre las células; sin embargo, cuando está presente, la hemoglobina capta esta sustancia *en lugar* de captar oxígeno. Las células no pueden utilizar el monóxido de carbono, y pasan a tener un déficit de oxígeno, haciendo que el corazón trabaje con mayor intensidad para facilitar que se suministre más oxígeno. Si a este factor se le une el hecho de que el corazón ya está acelerado debido a la nicotina, el resultado es verdaderamente preocupante. Algunos investigadores creen que posiblemente el monóxido de carbono es la sustancia que incide de manera más negativa en las enfermedades coronarias. Este gas influye de tal manera sobre la utilización del oxígeno que si se respira aire con un elevado contenido de monóxido de carbono durante unos minutos se puede producir la muerte. (El monóxido de carbono es lo que mata a quienes permanecen en el interior de un garaje cerrado con un vehículo en marcha.)

Aterosclerosis

Si está leyendo este libro de forma secuencial, ya conocerá el papel que juega la aterosclerosis en las enfermedades del corazón. La aterosclerosis, o estrechamiento de las arterias debido a depósitos de placa en las paredes de las arterias, se considera la enfermedad subyacente a las cardiopatías coronarias. Y el tabaco, junto con todos los otros problemas que causa al corazón, contribuye a la aterosclerosis.

El estrechamiento aterosclerótico de las arterias coronarias se da con más frecuencia y se manifiesta con mayor gravedad entre los fumadores que en quienes no lo son. Y la enfermedad vascular periférica, en la que los vasos sanguíneos principales de los brazos y de las piernas se estrechan debido a la aterosclerosis (dificultando la circulación en las extremidades, lo que en ocasiones requiere amputar los miembros), es una enfermedad de fumadores, que raramente se da en quien no tiene este hábito.

El tabaquismo favorece la aterosclerosis al menos de dos formas distintas. En primer lugar, se ha demostrado que hace descender los niveles de HDL en sangre. Recuerde que las HDL son el colesterol «bueno», el cual ayuda a excretar los residuos grasos; y cuya acción es opuesta a la de las LDL, que son el colesterol «malo», el cual contribuye a que se forme la placa. El objetivo debe ser elevar el nivel de HDL y hacer que descienda el de LDL. En segundo lugar, el tabaco hace aumentar el nivel de fibrinógeno, que es una proteína presente en la sangre. Un alto nivel de esta sustancia provoca que la sangre coagule más rápidamente (incluso cuando no debería), la consecuencia puede ser que algunos coágulos se adhieran a la placa, o que incluso obstruyan algunos vasos sanguíneos que ya han sufrido un estrechamiento. Se sabe que un elevado nivel de fibrinógeno constituye un factor de riesgo para los infartos y las apoplejías. El tabaco hace que la sangre se «espese», o que se aglutinen las plaquetas, que son partículas muy pequeñas que forman parte de la sangre y que desempeñan un papel esencial en la coagulación sanguínea, lo cual puede hacer que se obstruyan las arterias.

Otros daños

El tabaco aumenta el riesgo de espasmos en los vasos sanguíneos, lo cual puede ser muy dañino o tener consecuencias fatales en caso de ocurrir en una arteria coronaria, y es causa más que suficiente para desencadenar un infarto. Fumar puede provocar hemorragias en los vasos sanguíneos. Se sabe que el tabaco es uno de los principales factores de riesgo de las apoplejías debidas a hemorragias (aproximadamente un 15 % de las apoplejías). Dado que el tabaco es un factor desencadenante decisivo de las enfermedades pulmonares y del cáncer de pulmón, los fumadores con una cardiopatía tienen mayor riesgo de sufrir complicaciones pulmonares, lo cual a su vez incide negativamente en el corazón. Las mujeres que fuman y que además toman anticonceptivos orales multiplican el riesgo de padecer enfermedades del corazón. Además en el humo del cigarrillo hay cientos de sustancias, incluyendo el cianuro, que interfieren en el ciclo de vida normal de las células.

¿PUEDO HACER QUE DISMINUYA EL RIESGO DE PADECER UNA CARDIOPATÍA AUN HABIENDO SIDO FUMADOR DURANTE MUCHOS AÑOS?

Nunca es demasiado tarde para hacer que disminuya el riesgo de padecer una enfermedad del corazón. El riesgo disminuye rápidamente cuando se deja el hábito.

A las veinticuatro horas de abandonar el tabaco la presión arterial y el pulso vuelven a la normalidad, al igual que los niveles de oxígeno y de monóxido de carbono en la sangre. Esto sólo ya alivia en parte el estrés añadido que se le ha estado imponiendo al corazón.

A los tres meses de dejar de fumar se experimenta un reavivamiento de los sentidos del gusto y del olfato. La circulación habrá mejorado y los pulmones habrán ampliado su capacidad en un 30 %.

Transcurrido un año, el riesgo de una EAC será aproximadamente intermedio entre el que tiene una persona fumadora y una que no lo es. Los trastornos de la coagulación debidos a un elevado nivel de fibrinógeno (un componente de la sangre que hace posible la coagulación) y plaquetas (partículas sanguíneas que por agregación propician que la sangre coagule), relacionadas con el tabaco, desaparecerán. Sin embargo, es necesario más tiempo para la reparación del daño que se ha causado a las arterias. Si el hábito de fumar ha contribuido a formar depósitos de placa en las arterias coronarias u otras arterias, la lesión sólo desaparecerá con tiempo y esfuerzo. La combinación de una dieta adecuada, ejercicio y fármacos si son precisos (además de la cirugía en casos extremos) servirá para deshacer parte de este daño.

Entre tres y cinco años después, el riesgo de una cardiopatía, así como el riesgo de una apoplejía, descenderá al nivel de los no fumadores, con independencia del número de cigarrillos que se hubiera fumado. Lamentablemente, el riesgo de las enfermedades pulmonares no remite tan rápidamente; especialmente si se ha iniciado algún tipo de cáncer, o si alguna parte de los pulmones ya ha quedado dañada por un enfisema. No obstante, cuanto antes se deje de fumar, mayores serán las probabilidades de enlentecer el proceso de estas enfermedades, y si todavía no se sufren estos problemas, el riesgo de sufrir cáncer de pulmón o de boca continuarán disminuyendo, y será equivalente al de los no fumadores transcurridos de diez a doce años desde el abandono del tabaco.

¿POR QUÉ EL TABACO ES TAN ADICTIVO? ¿SE TRATA DE UNA ADICCIÓN FÍSICA O PSICOLÓGICA?

El tabaco atrae y crea adicción entre sus devotos de tres formas distintas. Depende de cada persona determinar cómo le afectan a él cada uno de estos componentes de adicción. El análisis de estos mecanismos no sólo ayudará al fumador a entender el motivo por el cual fuma, sino que le servirá para dejar el hábito una vez que haya tomado la decisión.

La nicotina constituye la parte de *adicción física* que tiene el humo del tabaco. El potente efecto de la nicotina es mucho más intenso que el de otras sustancias legales. La nicotina llega al cerebro pocos segundos después de ser inhalada y libera sustancias químicas que proporcionan una sensación de placer y de estar activo. Los fumadores han de tener suficiente suministro de nicotina circulando en la sangre y dirigiéndose hacia el cerebro. Si carecen de la suficiente nicotina, estas sensaciones empiezan a disminuir, y rápidamente se experimentan los desagradables efectos del síndrome de abstinencia, como dolor de cabeza, náuseas, dolor muscular e insomnio. Cuando se llega a este punto es cuando a los fumadores les sobreviene el «ansia» de fumar. El grado de adicción a la nicotina varía de una persona a otra. Usted puede valorar la suya observando el tiempo que puede sentirse cómodo sin un cigarrillo. Quienes tienen la necesidad de fumar inmediatamente después de levantarse por la mañana, probablemente tienen un elevado grado de dependencia.

La adicción a la nicotina es mucho mayor que la de otras sustancias que tienen unos efectos físicos y psicológicos placenteros. La cafeína, por ejemplo, puede convertirse en un hábito, pero muchas personas encuentran menos difícil reducir su consumo, y en la mayoría de casos no es nociva si se toma con moderación.

Una taza de café o de té por la mañana crea en nosotros un hábito (la adicción física), y también constituye un ritual que nos resulta mentalmente gratificante (la adicción psicológica). De igual forma, se acostumbra a asociar determinadas actividades, como beber café o alcohol cuando se termina de comer, o el proverbial interludio poscoito, que se aprovecha para fumar un cigarrillo. A través de la repetición estas actividades quedan consolidadas como un hábito. Observe las actividades y los ambientes que le incitan a encender un cigarrillo de forma automática, y se dará cuenta de cuál es su grado de adicción psicológica.

Una *adicción social* al tabaco es lo que motiva a muchos fumadores a iniciarse en el hábito (la necesidad de integrarse en un determinado grupo, o de crear una determinada imagen). En realidad se trata de una subcategoría de adicción psicológica, que es útil para distinguir la necesidad de pertenencia a un grupo de la adicción asociativa que se ha descrito anteriormente. La presión del entorno incita a muchos fumadores a iniciarse en el hábito cuando todavía no han cumplido los veinte años. El 90 % de los fumadores empiezan a consumir tabaco en ese período de su vida.

¿FUMAR PUROS ES MÁS SEGURO QUE FUMAR CIGARRILLOS?

Los puros y el tabaco que no produce humo han sido ampliamente promocionados, y su consumo ha aumentado estos últimos años. Los fumadores de puros, y también los de pipa, se diferencian de quienes consumen cigarrillos en que normalmente no inhalan el humo. Es cierto que fumar puros y pipa conlleva un riesgo menor de sufrir una cardiopatía que consumir cigarrillos; sin embargo, los ex fumadores de cigarrillos acostumbrados a inhalar el humo es posible que lo inhalen también cuando fumen puros, teniendo en cuenta además que el humo de los puros y de la pipa es mucho más irritante para los pulmones que el de los cigarrillos. Aquellos fumadores de puro que inhalan el humo tienen un número más elevado de enfermedades cardíacas y pulmonares que quienes fuman cigarrillos. Incluso cuando no se inhala ninguna bocanada se termina respirando de forma pasiva el humo del propio puro o pipa. Independientemente de que se inhale o no el humo, el consumo de puros y de tabaco de mascar conlleva un mayor riesgo de padecer cáncer de boca y de garganta.

El tabaco sin humo, como el tabaco de mascar o el rapé, proporciona una dosis de nicotina similar a la de los cigarrillos, junto a la misma adicción física. Las rutinas en las que se entra crean la misma adicción psicológica. Todavía no se sabe con exactitud el riesgo de padecer una enfermedad del corazón que se deriva de estas sustancias, pero dado que contienen nicotina representan también un peligro para el sistema cardiovascular. Dejar de consumir este tipo de tabaco entraña el mismo grado de dificultad que dejar de fumar.

No veo a tantas personas fumar como antes. ¿Fuma menos la gente?

Sí, en Estados Unidos, desde mediados de la década de los sesenta, cuando las advertencias de las autoridades sanitarias sobre los peligros de fumar empezaron a generalizarse, ha disminuido espectacularmente el número de fumadores, tanto de hombres como de mujeres. Desde entonces el porcentaje de fumadores ha descendido aproximadamente un 35 %. Unos 40 millones de estadounidenses son en la actualidad ex fumadores. En algunos Estados, como California y Utah, fuman menos del 18 % de los adultos. Mientras en Estados Unidos el tabaquismo está disminuyendo, no sucede lo mismo en otros países donde una mayor prosperidad económica lleva aparejada un *mayor* índice de tabaquismo, y en los que la conciencia de los riesgos de fumar no está todavía tan arraigada.

¿Quiénes fuman más: los hombres o las mujeres?

Aunque en Estados Unidos fuman más los hombres que las mujeres (26 millones de hombres y 23 millones de mujeres), el porcentaje de hombres que abandonan el hábito es mayor que el de mujeres: desde 1965 han dejado de fumar el 42 % de los hombres frente al 32 % de las mujeres. Cuando las mujeres toman anticonceptivos orales, el tabaquismo supone un riesgo adicional de sufrir una cardiopatía.

¿Cuál es el mejor método para dejar de fumar?

Cuando entrevistamos a treinta ex fumadores para nuestro libro *The Last Puff* (W. W. Norton, 1990), cada uno de ellos había ideado su propio método para abandonar el hábito. Puede que usted tenga que probar diversos métodos antes de encontrar el que más le conviene. Es posible que usted u otras personas que conozca hayan intentando alguna vez dejar el tabaco y hayan recaído. No permita que uno o dos intentos fallidos le impidan intentarlo de nuevo; muchos ex fumadores han tenido que efectuar varios intentos antes de dejar el tabaco. Cada intento fallido puede constituir una experiencia de la que extraer conclusiones, las cuales serán de utilidad en el siguiente intento. Y si usted ha decidido dejar de fumar después de haber sufrido un infarto u otro problema médico, o después de ver a un amigo en uno de esos trances, su nueva motivación puede ser su mejor aliado.

¿Cuál es el primer paso para dejar de fumar?

La American Heart Association aconseja que cada persona escoja una fecha y que lo haga con la suficiente antelación para mentalizarse. Sugiere que se trate de una fecha significativa (un cumpleaños, un cambio de trabajo u otra ocasión señalada). No obstante, hay muchas personas que han abandonado el tabaco con éxito simplemente dejando de fumar inmediatamente, en el mismo momento en que toman la determinación.

El primer paso que seguir si quiere dejar de fumar es evaluar su adicción, estimando en qué medida intervienen los distintos factores físicos, psicológicos y sociales que se han descrito anteriormente. Esto puede ayudar a diseñar las diversas intervenciones dirigidas a afrontar su particular adicción, con sus particulares factores fisiológicos, psicológicos y sociales. Para tener una perspectiva realmente buena de su hábito es conveniente que durante varias semanas haga constar en un diario las incidencias relativas al mismo. Anote la fecha, el lugar en el que se encuentra, con quien está, qué es lo que está haciendo y su estado de ánimo. Es posible que algunas circunstancias le sorprendan, como el número de cigarrillos que realmente fuma, y qué situaciones y estados de ánimo son los que le impulsan de forma más imperativa a fumar. Tal vez identifique algunas conductas para las cuales no tenga una explicación clara. Toda esta información puede ayudarle cuando deje de fumar.

¿QUÉ DEBO HACER CON LA INFORMACIÓN QUE RECOJA RESPECTO A MI HÁBITO DE FUMAR?

Puede ser útil confeccionar varias listas y llevarlas con usted.

- Haga una lista de situaciones que con mayor intensidad desencadenan sus deseos de fumar. Esto le ayudará a reconocerlas de forma inmediata cuando se presenten, o incluso con antelación. Elabore de antemano algunas estrategias para responder a ese anhelo, relacionando diversas opciones que puedan serle de utilidad a usted (por ejemplo, abandonar el lugar donde se produce la situación conflictiva, realizar alguna acción alternativa como mascar chicle, dar un paseo, chupar un caramelo, o repetirse a sí mismo o decir a los que estén con usted alguna frase ideada con anterioridad).
- Piense en lo que dirá cuando le ofrezcan un cigarrillo, o cuando le pregunten si ya ha dejado por completo el tabaco, o se rían de usted. Incida con frecuencia en estos aspectos. Los defensores del poder que tiene el pensamiento en clave positiva sostienen que, cuando se trata de cambiar una forma de actuar, las repeticiones mentales de una idea son quizá tan poderosas como las experiencias de la vida real.
- Haga una lista de cuáles son sus motivaciones para dejar el tabaco, de forma que pueda releerla cuando sea necesario.
- Haga una lista de todos los motivos que tiene para *no* fumar, incluyendo los motivos de salud. Este consejo realmente constituye una forma de *tratamiento por aversión*. Esta lista puede ser todo lo detallada y gráfica que desee (incluso utilizando fotos de enfermos con cáncer de pulmón o enfisemas, y de te-

jido pulmonar dañado si lo estima conveniente). El tratamiento por aversión es útil para algunas personas, en cambio a otras les produce una sensación de desánimo. Por ello conviene recurrir a este tipo de planteamiento sólo en el caso de que se piense que puede ayudar.

También es posible que usted prefiera no confeccionar listas. Actúe de acuerdo a los dictados de su intuición.

¿Qué tipo de terapias y programas existe para dejar de fumar?

No hay demasiadas. Nos gustaría proporcionar estadísticas sobre qué programas son más eficaces, pero esto es difícil de constatar, y los resultados de los que se dispone son cuestionables. Muchos programas exageran los logros que se obtienen, y los criterios para definir el «éxito» no siempre son claros. Muchas personas dejan el hábito por sí mismas, sin precisar ninguna terapia o actuación especializada (en ocasiones se barajan cifras en las que se afirma que entre el 10 y el 50 % de los ex fumadores han abandonado el tabaco por sí solos).

Si usted padece una cardiopatía u otro tipo de problema relacionado con el uso del tabaco, su médico puede ser quien mejor le aconseje. Él puede recomendarle programas y centros de orientación próximos a su domicilio; y es posible que le conozca lo suficiente para saber qué es lo que más le conviene. También podrá decirle si es aconsejable recurrir a la terapia sustitutiva de los chicles de nicotina, que analizaremos con mayor detalle más adelante.

Al principio hay que decidir si se quiere una orientación individual con un terapeuta, o si se prefiere participar en un grupo. Si usted opta por recibir orientación de forma privada con un terapeuta, su médico o incluso otros ex fumadores podrán recomendarle alguno. Si prefiere un grupo de apoyo es posible que en su localidad encuentre algún programa que le ayude a dejar el tabaco. En Estados Unidos, entre las organizaciones o instituciones que pueden ofrecer este servicio, cabe citar clínicas y hospitales (algunos serán *de pago*), colegios, iglesias, gimnasios, departamentos de salud pública o centros cívicos de carácter lúdico.

¿QUÉ SE PUEDE DECIR DE LOS CHICLES O LOS PARCHES DE NICOTINA QUE AYUDAN A DEJAR DE FUMAR?

Aunque estos productos se pueden adquirir sin prescripción facultativa, asegúrese de consultar con su médico si tiene cualquier síntoma o factor de riesgo de una enfermedad cardiovascular.

Cada chicle de nicotina contiene aproximadamente 2 mg de esta sustancia. Se recomienda consumir una media de diez a doce chicles diarios e ir reduciendo esta cantidad en un período de varios meses. Algunas personas con determinados trastornos cardíacos, úlceras o problemas de boca o garganta no deben tomar este tipo de chicles, por lo que es aconsejable consultar primero al médico. Hay quienes prefieren los chicles a los parches, puesto que la dosis se puede controlar a voluntad, y además ofrecen la posibilidad de tener algo en que fijar la atención y que manipular. Sin embargo, abusar de estos chicles puede constituir una tentación, y se da el caso de personas que sufren efectos secundarios, como sensación de quemazón en la boca o la garganta, nauseas y vómitos.

El parche libera nicotina, que después de atravesar la piel llega al torrente sanguíneo. Se aplica una vez al día y su efecto dura dieciséis o veinticuatro horas. Quienes utilizan los parches de veinticuatro horas pueden padecer insomnio u otros efectos secundarios menores. Este tratamiento se suele administrar desde varias semanas a algunos meses, y se va reduciendo la cantidad de nicotina de forma gradual. Hay que señalar de nuevo la conveniencia de consultar su utilización con el médico. Algunas personas prefieren utilizar parches debido a que se aplican sólo una vez al día.

ALGUNOS REFUERZOS POSITIVOS PARA CUANDO SE DECIDE DEJAR DE FUMAR

- Imagínese la recuperación del funcionamiento normal del corazón y de los pulmones (véase el capítulo 1, en el que se dan detalles sobre cómo funciona el corazón). En concreto, centre su atención en el menor ritmo cardíaco, en la disminución de la presión arterial y en una plena oxigenación de las células. Piense en hacer descender los niveles de fibrinógeno en la sangre, en facilitar que la sangre sea menos «espesa» y en la normalización de la coagulación sanguínea. Recuerde que el riesgo de padecer arritmias disminuye.

- Piense que el hecho de no fumar constituye un nuevo ámbito de libertad, exento de agresiones nocivas innecesarias. Algunos factores de protección, como el ejercicio o el cambio de las costumbres dietéticas, requieren que se actúe de una determinada manera: se ha de tener la actitud de querer buscar nuevas formas de alimentarse; se ha de efectuar el esfuerzo de encontrar la oportunidad para realizar ejercicio. Sin embargo, cuando se deja de fumar se está en posición de tener que *evitar* algo, por lo tanto, nunca tendrá que comprar cigarrillos.

- Piense en el dinero que se está ahorrando. Valore la posibilidad de emplear el dinero que se ahorre en la adquisición de algo especial.

- Considere el impacto positivo que tendrá sobre la salud de su familia y sus amigos.

- Piense en usted como un ejemplo para la gente joven, como inspiración para no fumar.

- Disfrute de su mejor imagen. Fumar favorece la aparición de arrugas prematuras y la sequedad de la piel.

- Redescubra el placer de disfrutar con el gusto y el olfato. Leslie, una joven escritora y poeta, nos recuerda que fumar disminuye los sentidos del gusto y del olfato. Al escribir a un amigo, explicando sus emociones, una vez que por fin, después de muchos intentos, ha conseguido dejar de fumar, describe sus paseos por el parque, envuelta en las nuevas sensaciones que le permiten oler las flores, el aire de la primavera; e incluso, en el hogar, algo tan poco poético como la fragancia de la ropa recién lavada. Leslie descubre algo que cualquier persona que haya sido fumadora también descubre: se aprecian los olores y los sabores de una forma totalmente nueva.

ALGUNAS TÉCNICAS QUE SE PUEDEN EMPLEAR PARA ALEJARSE DEL HUMO DEL TABACO

- Cuando esté con personas que fumen, dígales que ha abandonado el tabaco y que sería conveniente que no fumaran cerca de usted.
- Vigile el consumo de alcohol; sea moderado. El alcohol puede debilitar su decisión y compromiso de no fumar; además en muchas personas está asociado al tabaco.
- Si usted asocia fumar con beber licor, cambie esta bebida por el vino o la cerveza.
- Si solía fumar en el coche, tenga su coche perfectamente limpio de tabaco una vez que deje el hábito. Convierta el recinto del vehículo en una «zona de no fumadores».
- Si otras personas de su familia fuman, pídales que lo hagan en el exterior. Normalmente, el cónyuge y otros familiares no plantean ningún problema a esta objeción, puesto que saben que es perjudicial para su salud.
- Tome chicles sin azúcar, emplee palillos o pajitas con el fin de mantener sus manos o su boca ocupadas.
- Siga alguna de las estrategias que exponemos en el capítulo 9 para reducir el estrés.
- Vaya a dar un paseo a algún lugar donde no esté permitido fumar.
- Si estaba acostumbrado a fumar un cigarrillo con el café de la mañana, trate de cambiar el café por el té o por alguna otra bebida, para ayudarle a romper la asociación del café con el tabaco.

Para las personas cuya adicción tiene fuertes componentes físicos estos productos pueden resultar útiles. Facilitan la deshabituación física a la nicotina, pues permiten su administración decreciente, y ayudan a romper las relaciones conductuales con el empleo del tabaco. Los parches y los chicles de nicotina liberan aproximadamente una cuarta parte de la nicotina de la que libera el tabaco. Por otra parte, no contienen ninguno de los otros cientos de componentes tóxicos que tiene el humo del tabaco, incluyendo el cianuro. Es importante no fumar mientras se están empleando estos remedios, pues ello podría desencadenar un ataque cardíaco, debido a los efectos combinados de la nicotina inhalada con el humo y la que se absorbe del parche o del chicle.

De algunos estudios recientes se desprenden que determinados fármacos antidepresivos pueden ser útiles para dejar de fumar. El recurso a esta nueva terapia ha de ser ampliamente consultada con el médico.

¿PUEDEN DARME ALGUNOS EJEMPLOS EXTRAÍDOS DE LA VIDA REAL QUE ME SIRVAN DE MODELO?

Cuando escribimos *The Last Puff*, entrevistamos a treinta ex fumadores que habían conseguido con éxito dejar el tabaco. Todos ellos (ejecutivos, escritores, oficinistas, camioneros, abogados...) encontraron el método «adecuado» para conseguirlo. Algunos habían esperado tanto que la circunstancia que los llevó a decidirse fue un infarto. Sin embargo, en todos los casos se conjugaron una intervención física y otra psicológica. A continuación reproducimos un par de fragmentos de esas historias, con el fin de que usted encuentre su propio método para abandonar el tabaco.

Para Steve, un profesor universitario, fumar y beber eran dos cosas que estaban relacionadas entre sí. «Mi padre murió de cáncer de esófago cuando yo tenía veintidós años (un tipo de cáncer que a menudo lo provoca un abuso de licores destilados sin diluir y un exceso de tabaco). Yo ya tenía un problema con la bebida y fumaba, por lo menos, un paquete de cigarrillos al día. La muerte de mi padre acentuó mi adicción al alcohol y al tabaco.» Posteriormente, Steve intentó muchas veces dejar de fumar sin éxito. Entretanto dejó la bebida y se unió a un grupo de alcohólicos anónimos, A. A. «La clave (del éxito de dejar de fumar) fue la utilización del principio de los A. A.: lo dejo de una vez para siempre. Eso fue lo que me mantuvo durante los dos primeros años. Entonces, después de dos años, el hecho de no fumar se convirtió en un hábito, de igual forma que lo había sido el hecho de fumar.»

Amanda, de treinta y seis años, bailarina profesional y coreógrafa, había fumado durante diecisiete años. «En parte, creo, las bailarinas fuman para no comer. Infinidad de bailarinas tienen unos hábitos dietéticos lamentables, especialmente las que se dedican al ballet, y el hecho de fumar está muy relacionado con su deseo de no comer.» Amanda intentó dejarlo muchas veces. Cuando se mudó a la costa oeste desde Nueva York, decidió hacerlo con su novio y residir en un apartamento en San Francisco, en el que no se permitía fumar en el interior del edificio. Pensó que esta restricción podría ayudarla, pero nada daba resultado. Había disminuido la dosis pero no lo había dejado. «Todavía fumaba mis seis cigarrillos diarios. Después de un viaje a Nueva York para cerrar mi antiguo apartamento allí, cuando estaba esperando un vuelo en el aeropuerto JFK, me quedaba un cigarrillo en el paquete y me dije, "Ahí se va a quedar", y ahí se quedó. Cuando regresé a San Francisco, utilice técnicas que ya antes conocía pero que nunca había utilizado: puse una nota en mi escritorio: "Gracias por no fumar", y leía esta frase y la repetía para mis adentros.»

¿ES CIERTO QUE EL NIETO DEL FUNDADOR DE UNA COMPAÑÍA TABAQUERA DEJÓ DE FUMAR HACE ALGUNOS AÑOS?

Sí, Patrick Reynolds, nieto del fundador de R. J. Reynolds Tobacco Company, fumó durante diez años. Empezó porque las normas escolares lo prohibían. Vio cómo su padre y muchos de sus parientes, todos fumadores, morían a causa de enfermedades relacionadas con el tabaco. No sólo abandonó el hábito (con un gran esfuerzo y después de varios intentos fallidos), sino que también invirtió su dinero en luchar contra el tabaco.

Capítulo 9

Cambio de estilo de vida: estrés

El estrés existe desde el principio de los tiempos. Algunos de los tipos de estrés que experimentamos en la actualidad son los mismos que se padecían siglos atrás; otros en cambio son producto de la evolución de la civilización, que ha traído consigo nuevas situaciones, como los atascos de tráfico. En este capítulo aprenderá cuáles son los distintos tipos de estrés, cómo se ignoran con demasiada frecuencia sus efectos perjudiciales, y cómo prevenir y aliviar el estrés.

¿Cuál es la definición de estrés?

La palabra «estrés» es un tanto ambigua, por cuanto se utiliza para describir dos aspectos distintos de una situación amenazante. En primer lugar, se refiere a un peligro externo, a un incidente o situación que alerta a la persona de que debe protegerse, defenderse o escapar. En este sentido es un sinónimo de «peligro», aunque ese peligro sea sólo imaginario. La palabra «estrés» también se refiere a una respuesta física y emocional ante esas situaciones peligrosas. En un tipo de situación así se puede decir que se experimenta estrés.

El estrés en su definición como «peligro externo» sólo es evitable en parte, y lo cierto es que la persona no siempre puede controlarlo. El organismo reacciona frente a unos estímulos que aparentemente amenazan su supervivencia o bienestar. El cerebro percibe el peligro y reacciona activando mecanismos fisiológicos de defensa del organismo. Se trata de nuestra *respuesta de lucha* o huida, una reacción cuyo estudio ha constituido uno de los pilares de las enseñanzas tradicionales de fisiología y psicología. La clave aquí es la *percepción* que tiene la mente de cuáles son las circunstancias externas que entrañan peligro o causan estrés.

¿QUÉ LE SUCEDE AL ORGANISMO CUANDO SE PERCIBE ESTRÉS?

El organismo tiene determinados mecanismos para afrontar el estrés y tratar de protegerse. Imaginemos que un camión fuera de control se dirige contra alguien, y la persona sólo dispone de un instante para reaccionar. A continuación se exponen algunas de las posibles respuestas del organismo frente a esa situación.

Las glándulas suprarrenales intensifican la producción de hormonas del estrés (adrenalina, noradrenalina y cortisol), que activan las siguientes respuestas:

- El metabolismo se acelera; esto es, el corazón late más deprisa y bombea más sangre, proporcionando a la persona más fuerza, velocidad y energía para correr o defenderse.
- El ritmo respiratorio se intensifica, oxigenando el cuerpo para que pueda trabajar con mayor intensidad y durante más tiempo.
- Los músculos se contraen, preparando el cuerpo para poder entrar en acción.
- Hay un aumento del «agregamiento» de las plaquetas de la sangre, posibilitando una coagulación más rápida, lo cual hará que la pérdida de sangre sea menor en caso de lesión.
- La presión arterial aumenta debido a que el corazón bombea la sangre más rápidamente y a que las arterias se contraen, enviando más sangre a los músculos y al cerebro.
- Fluye más sangre a los brazos y las piernas, en tanto que disminuye la que se envía al estómago, proporcionando más energía en el lugar donde se necesita.

Esto es un ejemplo de *estrés agudo*, en el que una situación concreta provoca que el organismo responda de una forma adecuada para protegerse a sí mismo.

¿ENTONCES, SI EL ESTRÉS ES ALGO NORMAL EN LA VIDA, CUÁL ES EL PROBLEMA?

El problema surge cuando se empieza a reaccionar con excesiva frecuencia como si se estuviera en una situación de estrés agudo. El organismo puede sobrellevar estas respuestas de emergencia en situaciones de supervivencia, pero cuando estas reacciones se activan a menudo o durante espacios de tiempo demasiado prolongados, empiezan a dañar los mismos sistemas que debían proteger. Cuando el organismo está en un continuo estado de reacción frente al peligro, incluso a un nivel moderado, se dice que se padece un trastorno de *estrés crónico*.

¿CÓMO AFECTA EL ESTRÉS CRÓNICO AL ORGANISMO?

Desde hace tiempo se sabe que el estrés, crónico o agudo, puede provocar un infarto u otro tipo de crisis médica. En el estrés crónico, las hormonas del estrés están presentes en el organismo durante períodos de tiempo más largos, provocando que los mecanismos de lucha o huida del cuerpo estén activados la mayor parte del tiempo. El estrés crónico tiene los siguientes efectos sobre el organismo:

- El corazón trabaja con mayor intensidad y late más deprisa durante largos períodos de tiempo.
- La presión arterial permanece alta durante mucho tiempo, y ello causa daños en el revestimiento de las paredes arteriales. En la pared lesionada se pueden producir adherencias de placa.
- Puesto que la sangre coagula más fácilmente, hay mayores posibilidades de que se formen coágulos en el interior de las arterias.

- Los músculos se contraen, y ello provoca que se consuma potasio y magnesio, que son dos nutrientes necesarios para un adecuado funcionamiento de las arterias. En cambio, el sodio y el calcio se acumulan. Este desequilibrio puede conducir a un estrechamiento arterial anormal, también en las arterias coronarias, lo que puede provocar espasmos y quizás un ataque cardíaco.

- El cortisol, una hormona que liberan las glándulas suprarrenales cuando reaccionan frente al estrés, provoca que se descompongan las grasas y que circule LDL por el torrente sanguíneo. Si la reacción al estrés es continuada, la sangre tiene constantemente unos niveles elevados de hormonas y de grasa, lo cual puede contribuir a la formación de la placa aterosclerótica.

El estrés puede tener otros efectos perjudiciales indirectos. Contribuye a que aumente el riesgo de comer en exceso, de fumar exageradamente, de excederse con la bebida, o de adoptar un comportamiento apático que impide una buena disposición para practicar ejercicio, llevar una dieta sana e interactuar socialmente.

¿UN POCO DE ESTRÉS ES SUFICIENTE PARA AUMENTAR MI PRESIÓN ARTERIAL?

Sí. Piense en todas las pequeñas tensiones que se padecen a lo largo del día; desde quedar atrapado en un atasco de tráfico hasta conflictos en el trabajo. Un ejemplo que todos hemos experimentado, y que nos recuerda cómo una situación incómoda puede hacer subir nuestra presión arterial, es cuando acudimos a la consulta del médico. En términos médicos este trastorno se denomina *hipertensión de bata blanca*. La presión arterial en esta situación es normalmente más alta de lo que debería ser en realidad, a no ser que el paciente haya tenido la oportunidad de descansar y relajarse. Éste es el motivo por el cual cuando se realizan proyectos de investigación sobre la presión arterial, se efectúan tres mediciones. El paciente descansa en un ambiente tranquilo, por lo menos dos minutos después de cada medición. No sorprende que los valores de la última medición sean habitualmente mucho más bajos que los de la primera.

¿Es cierto que las situaciones de estrés pueden provocar un infarto?

Cualquier cardiólogo le dirá que tanto la angina de pecho como el infarto pueden tener como factor desencadenante el estrés agudo. Los ataques cardíacos repentinos suceden bien porque no llega suficiente sangre y oxígeno al corazón, bien debido a arritmias, latidos erráticos o ausentes. Si se observa la lista de efectos que tiene el estrés sobre el corazón, se puede apreciar que entre ellos se encuentra la intensificación del ritmo cardíaco y el estrechamiento arterial, lo cual reduce la cantidad de sangre que llega al corazón. El estrés también puede desencadenar arritmias ventriculares.

Se ha sugerido que el estrés puede ser un factor desencadenante de los infartos que se padecen por la mañana temprano, y de las muertes súbitas a causa de infartos y apoplejías.

¿Puedo hacer algo para combatir el estrés crónico?

Recuerde que el estrés simplemente es la consecuencia de valorar una situación. Los sentidos perciben un suceso o una situación, pero es el cerebro el que evalúa la información, la interpreta y la valora como «de estrés». Si una determinada situación merece que mentalmente se califique de estresante, todo el organismo se moviliza provocando una respuesta fisiológica de lucha o huida. El estrés consiste únicamente en una situación que ocurre en nuestro entorno, y que se escapa a nuestro control. En ese momento se produce el estrés. Sin embargo, podemos controlar nuestro sistema de convicciones sobre *qué* acontecimientos son estresantes. Este sistema de creencias o convicciones nos permitirá trabajar para aliviar el estrés crónico.

¿Así pues, las creencias o convicciones pueden afectar al corazón?

Si usted tiene la convicción de que el atasco de tráfico con el que se encuentra cuando se dirige al trabajo constituye una situación de estrés, entonces su organismo experimentará las consiguientes reacciones al estrés para intentar protegerse. Sin embargo, en este caso la intensificación del ritmo cardíaco, el aumento de la presión arterial y la contracción muscular no tendrán un efecto positivo, sino que harán que usted se sienta «estresado». En cambio, si contempla los problemas de tráfico como algo frente a lo que no tiene que protegerse, no se activará su reacción al estrés. Así pues, percibir el gobierno, la hacienda pública, el cónyuge, el jefe, etc., como fuentes continuas de estrés, tiene como consecuencia que el organismo esté reaccionando de forma continua frente a esa percepción.

¿Qué puedo hacer para cambiar mis creencias acerca de las situaciones estresantes?

En primer lugar, tiene que *identificar* las situaciones que usted cree que son estresantes. Una buena manera de llevar esto a cabo es efectuar anotaciones en un diario durante unas cuantas semanas, haciendo constar cualquier circunstancia que le provoque estrés. Dado que muchas de estas situaciones serán continuadas y se manifestarán de una forma muy sutil, es necesario efectuar un auténtico esfuerzo y prestar toda la atención posible para poderlas apreciar. Por ejemplo, si tiene la sensación de que uno de los compañeros de trabajo le ha estado provocando estrés durante los últimos tres años, cabe la posibilidad de que haya aceptado como normal su estado de ánimo, y le puede ser difícil identificar su respuesta al estrés frente a esta situación.

Existen otros síntomas de estrés que se reconocerán fácilmente en cuanto se comience a prestar atención. Tal vez se ponga colorado o se sienta turbado, se le manifieste una jaqueca, respire de forma rápida o poco profunda, se sienta ansioso o preocupado, o se encuentre a sí mismo repasando mentalmente una y otra vez alguna situación vivida. La siguiente lista contiene una serie de respuestas físicas y emocionales que se pueden experimentar cuando se está estresado.

REACCIONES FÍSICAS Y EMOCIONALES QUE PUEDEN INDICAR QUE EXISTE ESTRÉS

- Sentirse emocionalmente tenso o ansioso
- Tensión muscular
- Sentirse presionado y con prisas
- Irritabilidad
- Agresividad
- Preocupación constante
- Imposibilidad de relajarse
- Imposibilidad de planear las tareas diarias
- Problemas de concentración
- Cansancio permanente
- Tristeza constante
- Llantos frecuentes
- Sentimientos de baja autoestima e inseguridad
- Apatía respecto a la apariencia personal·
- Apatía sexual
- Respiración rápida y superficial
- Dolor en la cabeza, el cuello o los hombros
- Dolor de cabeza
- Comer en exceso
- Tensión en las mandíbulas
- No comer suficiente
- Problemas estomacales
- Fumar de forma exagerada, o volver a fumar después de haber dejado el hábito
- Empleo de drogas o administración de prescripciones médicas para relajarse
- Abuso del alcohol
- Ritmo cardíaco acelerado
- Enrojecimiento, turbación

Si durante un par de semanas se anotan en un diario todos los síntomas que se experimentan, utilizando la información que se ha proporcionado para identificar las respuestas que se tienen frente al estrés, se dispondrá de una lista en la que aparecerán todas las situaciones que causan estrés.

¿CÓMO PUEDO REDUCIR EL ESTRÉS?

Una vez que se hayan identificado las situaciones que causan el estrés, existen dos opciones para reducirlo o eliminarlo. La primera opción es *suprimir* todos los elementos estresantes que haya en su vida. Si trabajar con una determinada persona está en su lista de factores que inducen al estrés, podría hablar con su encargado sobre el problema, pedir un traslado o buscar un nuevo trabajo. Si el tráfico le tiene continuamente sumido en un estado de nervios, podría intentar llegar a un acuerdo con otras personas para utilizar el coche por turnos, o bien ir en transporte público.

La otra opción es intentar *cambiar la creencia* que tiene de que trabajar con ese compañero le causa estrés, o que los atascos del tráfico le ponen nervioso. Existen diversos métodos para tratar de modificar estos cambios de actitud. Puede ayudar la afirmación, en la que mentalmente se ensayan las acciones y actitudes que se desean adoptar. Hay quien sostiene que con la afirmación se «reprograman» las creencias negativas que están mentalmente preestablecidas. Un método similar es la visualización, que consiste en imaginar el escenario que se desearía para la vida real. Si bien estos métodos no son difíciles de poner en práctica, sí requieren dedicarles un tiempo y practicar. Muchos deportistas olímpicos y profesionales, así como muchos hombres de negocios de éxito, contratan los servicios de asesores para que les enseñen, a ellos y a veces también a sus empleados, cómo incorporar estos métodos a su trabajo y a su vida real. Sin embargo, no es necesario tener que pagar a un asesor; se han escrito muchos libros sobre la materia. Algunos de ellos se citan en la bibliografía de esta obra, si bien en cualquier librería se pueden encontrar muchos libros sobre este tema. Cabe también la posibilidad de que se desee acudir a un especialista para trabajar con esta y otras terapias para cambios de comportamiento; o también es posible unirse a un grupo de apoyo o a un programa de reducción del estrés controlado bajo la supervisión de un médico. (En hospitales y clínicas de Estados Unidos se suelen organizar cursos de este tipo.)

¿QUÉ OTRAS ESTRATEGIAS PUEDO UTILIZAR PARA REDUCIR EL ESTRÉS?

Lo contrario al estrés es la relajación, y cualquier actividad que mejore la relajación servirá para combatirlo. Durante la relajación se producen varios cambios en el organismo. A menudo, las ondas cerebrales cambian de beta a alfa, que son aquellas asociadas a estados mentales de tranquilidad y receptividad. El cuerpo requiere menos oxígeno, y la velocidad de la respiración se enlentece. El ritmo cardíaco disminuye, y descienden los niveles de hormonas del estrés y de colesterol en sangre. Las fibras musculares se alargan, en respuesta a la relajación muscular. Cualquier persona que padezca una cardiopatía, o que tenga el riesgo de padecerla, se beneficiará de este tipo de respuestas fisiológicas. Dos técnicas de relajación bien conocidas son el yoga y la meditación.

Yoga y relajación muscular profunda

El yoga es un antiguo sistema de posturas, estiramientos y ejercicios de respiración ideados para proporcionar salud y relajación. La práctica del yoga provoca una relajación muscular profunda, y es muy útil para disminuir el estrés general, dado que proporciona un estado de tranquilidad mental y restablece el nivel de energía. El yoga produce verdaderos cambios fisiológicos: disminuye el ritmo cardíaco, enlentece el metabolismo, hace descender la presión arterial y reduce la necesidad del organismo de hormonas del estrés producidas por las glándulas suprarrenales.

Se imparten clases y existen libros y vídeos que enseñan yoga a todos aquellos que estén interesados en su práctica. Hay muchos estilos de yoga, entre los que se encuentran: kundalini yoga, hatha yoga e iyengar yoga; cada uno de estos estilos varía el énfasis que pone en la respiración, las posturas o los tipos de estiramiento muscular; así pues, busque el estilo que más le convenga. Otras prácticas de relajación física que ponen el acento en los estiramientos y la respiración, como el thai chi, también son de gran utilidad.

Meditación

Existen muchos métodos de meditación, que enseñan modos de desconectar del constante flujo de información que emana de la mente. Esto no significa que se deba rehusar o ignorar lo que proviene de la mente, sino simplemente que se puede aprender a distanciarse de ella para observar su comportamiento. ¿*Debe* usted creer todo lo que la mente le dice? ¿*Debe* continuar defendiéndose cada vez que su mente le alerta de que está frente a una situación de estrés? La meditación es un buen método de investigación. Tal vez le sorprenda saber que los presidentes y los altos ejecutivos de algunas de las compañías de alta tecnología de más renombre emplean una parte de su tiempo diario a meditar, y que también animan a sus empleados a que lo hagan.

Si empieza por primera vez a practicar meditación, es posible que experimente estrés y frustración al tener que hacer frente a un incesante aluvión de imágenes mentales, juicios de valor, teorías, fantasías y otras divagaciones, pero con la práctica, terminará siendo capaz de bloquear los pensamientos inoportunos y de encontrar algo de paz y de quietud. La meditación puede ayudarle a calmarse y a que disminuya su ritmo cardíaco, y constituye un método para relajarse incluso en circunstancias de estrés. Existen muchas técnicas de meditación, de forma que puede buscar la que sea más adecuada para usted. Los rezos, el culto, la contemplación y la comunicación con la naturaleza ofrecen también los beneficios de la meditación.

¿CON EL EJERCICIO PUEDO REDUCIR EL ESTRÉS?

La actividad física es una buena manera de reducir el estrés y la depresión. Desde pasear hasta nadar, no importa lo ligera que sea la actividad o el reto que entrañe, el ejercicio físico siempre es saludable. La mayoría de nosotros sabe por experiencia que el ejercicio nos hace sentir mejor psicológicamente, pero en la obra *Cardiac Rehabilitation: Clinical Practice Guideline*, publicada por el U. S. Department of Health and Human Service, en 1985, se da soporte científico a esas creencias. Un equipo de expertos examinó diversos estudios y se llegó a la conclusión de que «el entrenamiento físico mejora los resultados del funcionamiento psicológico y social... incluyendo los resultados del estrés emocional». Se sabe que el ejercicio estimula la producción de endorfinas, lo cual proporciona una sensación de bienestar al organismo. En el capítulo 10 se ofrece más información sobre qué tipo de ejercicio es el adecuado. Encuentre algún momento para practicar diariamente alguna actividad física, aunque sólo sea unos pocos minutos, o el tiempo de realizar un pequeño paseo.

¿ES IMPORTANTE LA INTEGRACIÓN EN LA COMUNIDAD?

Indudablemente ayuda a compartir los sentimientos. Las personas que no comparten sus pensamientos y sus emociones, quienes ocultan su aflicción, quienes carecen de soporte social, a menudo se sienten aislados o desconectados de los demás.

Algunos estudios han puesto de manifiesto que las personas que viven solas sufren más cardiopatías que las que comparten su vida con otras; y que el estrés y el aislamiento tienen una íntima relación con la muerte como consecuencia de una enfermedad del corazón. Otros estudios han descubierto el vínculo que hay entre un apoyo social deficiente y el mal funcionamiento de los sistemas inmunológicos.

Para una persona que vive sola, encontrar apoyo social puede ser al principio estresante, al igual que lo puede ser aprender cómo funciona la mente (véase la sección anterior que trata sobre la meditación). Hay que tener en cuenta que es posible que las personas vivan aisladas debido a que las relaciones con los demás les provocaban estrés, por lo cual las evitan. Sin embargo, ahora que ya sabe que el aislamiento está relacionado con un incremento del riesgo de fallecer a consecuencia de una cardiopatía, es posible que desee tomar las medidas necesarias para reducir ese riesgo. En iglesias, colegios, organizaciones sociales y centros médicos se organizan grupos de terapia y grupos de apoyo emocional. Si este tipo de grupos le parece excesivamente intimidatorio, puede intentar unirse a algún colectivo que comparta alguna de sus aficiones, como lectura, jardinería, filosofía, política, deportes, cocina; o bien a un grupo de soporte para enfermos del corazón. El apoyo social y la intimidad emocional pueden facilitar la liberación de la tensión y la relajación, pero sólo usted puede decidir qué grado y qué tipo de relación son los adecuados para sus circunstancias.

¿Es adecuado dedicar un tiempo a mí mismo?

Si parte de su estrés viene provocado por las prisas o por la sensación de que constantemente le están apuntando con un arma, entonces debe hacer un esfuerzo especial para dedicar un rato cada día a relajarse. Es posible que necesite confeccionar un horario, de forma que se asegure que incluye esos momentos en su agenda diaria. El tiempo que se dedique a sí mismo es un tiempo en el que realizará alguna actividad que le resulte placentera (puede ser cocinar, leer, pasear, la jardinería, dormir una siesta, el bricolage, cualquier actividad que le sea grata). Si sale al exterior podrá beneficiarse de las fuerzas curativas que proporcionan el sol, el aire libre y la naturaleza. También es muy adecuado recibir un masaje, u otro tipo de cuidado corporal (shiatsu, digitopuntura, etc.). Y no olvide dormir el tiempo suficiente.

¿Qué son las intervenciones para el estrés? ¿Pueden ser útiles?

Una intervención es una actuación «intermedia». En este caso se trata de acción externa, que actúa situándose entre usted y el estrés. La *biorretroestimulación* es tanto un elemento diagnóstico como terapéutico que se puede emplear para evaluar algunas de sus respuestas psicológicas al estrés, al tiempo que puede ayudarle a modificarlas. Un técnico conecta al paciente a un aparato de biorretroestimulación, que utiliza sensores para monitorizar la temperatura corporal, la tensión muscular, los patrones de ondas cerebrales, la presión arterial y el ritmo cardíaco, entre otros parámetros. Sabiendo reconocer qué sensaciones están relacionadas con la temperatura corporal, por ejemplo, se puede aprender a aumentar o disminuir la temperatura de las extremidades dilatando o estrechando los vasos sanguíneos. También se puede aprender a tensar o a relajar los músculos de forma voluntaria, y a entrar en diferentes estados de ondas cerebrales cuando se desee. Algunas personas aprenden a controlar parcialmente su presión arterial y su ritmo cardíaco. Estas técnicas pueden ser muy valiosas para inducir la relajación.

¿HAY ALGÚN MEDICAMENTO QUE PUEDA SER ÚTIL?

En ocasiones, los medicamentos pueden ser útiles a corto plazo para aliviar el estrés e inducir la relajación, haciendo que disminuya el ritmo cardíaco y reduciendo la ansiedad y la depresión. Sin embargo, el objetivo final es que la persona por sí misma aprenda a relajarse y a sobrellevar el estrés. Los medicamentos sólo deben utilizarse cuando otros métodos de relajación, como el yoga, no han tenido éxito, y se continúan sufriendo trastornos del sueño, experimentando sentimientos irresistibles de tristeza o de desconsuelo, o dificultades para llevar a cabo las tareas cotidianas. En estos casos es importante consultar con el médico, a fin de que prescriba antidepresivos específicos o fármacos contra la ansiedad. A las personas que acaban de sufrir un ataque cardíaco se les suele administrar bloqueadores beta con la finalidad de reducir el pulso cardíaco y, en menor medida, para aliviar la ansiedad.

¿HAY PERSONAS QUE DE FORMA NATURAL TIENEN MAYOR TENDENCIA QUE OTRAS A ESTAR ESTRESADAS?

Algunas personas reaccionan de una forma determinada y característica ante las situaciones cotidianas, independientemente de que sean estresantes, lo cual provoca una respuesta fisiológica del organismo que puede contribuir a padecer una cardiopatía. La mayor asociación con las reacciones de estrés se produce en personas que tienden a enfadarse o a mostrarse hostiles con facilidad, que caminan de forma impaciente, siempre con prisas, de talante agresivo, desconfiado o cínico. Este tipo de comportamiento en las personas, que para la mayoría de nosotros resulta familiar, se denomina comportamiento de *tipo A*.

Se han escrito infinidad de libros sobre el comportamiento de tipo A. Las personas que se comportan de acuerdo con este patrón tienen mayores probabilidades de padecer un infarto, que aquellas otras que son más confiadas y tranquilas. Hay determinadas características psicológicas en las personas de tipo A (tales como hostilidad, cinismo y facilidad para enfadarse), que están fuertemente asociadas con el aumento del riesgo de padecer un ataque cardíaco. El mayor riesgo se produce en quienes tienen un elevado nivel de *irascibilidad* y *hostilidad*. Estas dos características del comportamiento propician que se liberen hormonas, como la adrenalina, al torrente sanguíneo, lo que incrementa la tendencia de la sangre a coagular, y hacen que la presión arterial suba lo suficiente como para causar un infarto. Si usted se siente angustiado por las prisas, y a menudo interrumpe a quienes hablan con usted, es posible que sea una persona de tipo A con un mayor riesgo de sufrir un ataque al corazón. Pero debe tener presente que el comportamiento de tipo A es algo que se ha exagerado. Es la irascibilidad y la parte hostil de este tipo de comportamiento la que constituye un elemento letal. Es conveniente utilizar los métodos de reducción del estrés para paliar estos efectos.

Las experiencias de la niñez, el ambiente en el que se ha vivido, la faceta laboral y personal, los éxitos y los fracasos, las consecuencias de las distintas situaciones de la vida, el estado de salud general (y como siempre, los genes) son todos elementos que influyen en la reacción que se tiene frente al estrés.

¿SIGNIFICA ESTO QUE EL ENFADO, LA TRISTEZA Y OTRAS EMOCIONES SON PERJUDICIALES PORQUE PROVOCAN ESTRÉS?

El enfado, el miedo, la tristeza y otras emociones son circunstancias de la vida. Todo el mundo experimenta estos sentimientos en mayor o menor medida. Al igual que el dolor físico nos alerta de que hay algo en el organismo que requiere nuestra atención, estas emociones dolorosas nos permiten saber que existe algo en nuestra psique a lo que hay que atender. En ocasiones estas emociones afloran al exterior, son identificadas y terminan disipándose. Otras veces, especialmente cuando se trata de sentimientos desconocidos, éstos se manifiestan de forma repetida, y terminan por conformar un estado de ánimo crónico subyacente. Cuando las emociones no son identificadas, o son suprimidas, es cuando provocan estrés. Las emociones en sí mismas consideradas son saludables, en absoluto son perjudiciales.

¿QUÉ SE PUEDE DECIR DE LA DEPRESIÓN? ¿ES LO MISMO QUE EL ESTRÉS?

Muchos de los síntomas del estrés lo son también de la depresión, pero no está claro si la depresión y el estrés provocan las mismas reacciones fisiológicas en el organismo. Se calcula que entre 25 y 30 millones de estadounidenses padecen depresión clínica (no sólo alteración del estado de ánimo), aunque muchos de estos casos están sin diagnosticar. Los signos distintivos de la depresión son una pérdida de interés por la vida en general, desesperanza, retraimiento o actitud pesimista. A menudo, las personas deprimidas experimentan una pérdida de las energías, se sienten inquietas, tienen problemas para concentrarse y para tomar decisiones. Algunas personas no padecen la inquietud, la subida de la presión arterial y la aceleración del ritmo cardíaco que caracterizan la reacción frente al estrés; otras personas en cambio sí sufren todos estos síntomas. En muchos enfermos de depresión grave se observan elevados niveles de cortisol, lo que contribuye a que aumenten las LDL (la grasa perjudicial del colesterol) en sangre. Si este aumento de las LDL no responde a ninguna otra causa más que a la depresión, es conveniente que la persona que sufre una cardiopatía se someta a tratamiento si prevé que puede padecer una depresión.

No es extraño que las víctimas de un infarto, o de otra enfermedad que amenace la vida, sufran depresión una vez que llegan a su casa y ya se han restableciendo. Si el comportamiento depresivo persiste durante más de un par de semanas, es aconsejable acudir al médico. Los fármacos pueden ayudar a mitigar e interrumpir los períodos depresivos, y los antidepresivos se prescriben con frecuencia. Los pacientes con enfermedades del corazón deben asegurarse de que el médico conoce todos los medicamentos que están tomando, dado que algunos fármacos contra la depresión tienen efectos secundarios relevantes para las cardiopatías.

Algunas de las técnicas de relajación y de modificación de las creencias o convicciones antes descritas, como evitar el estrés y la relajación muscular profunda a través del yoga, pueden ser muy útiles para las personas que sufren depresión.

¿CÓMO PUEDO EMPEZAR A TRATAR EL ESTRÉS?

Fase 1: identifique los acontecimientos estresantes y las emociones que desencadenan

Estos acontecimientos pueden ser plazos que expiran, exceso de trabajo, presiones económicas, dificultades familiares o conyugales, falta de apoyo en las tareas cotidianas, relaciones con los compañeros de trabajo, la educación de los hijos, el trabajo de la casa, etc. Una vez que haya identificado los principales problemas de la vida diaria, estará en situación de reducir la repercusión que tienen en su vida y en su salud. A continuación hay que determinar qué emociones desencadenan. ¿Los atascos de tráfico hacen que esté usted tenso o enfadado? ¿La falta de puntualidad le hace sentir mal? ¿Un desacuerdo con otros miembros de su familia le hacen sentir hostil o no querido?

A continuación se explica la historia de Maggie y de cómo logró con éxito disminuir las situaciones estresantes de su complicada vida.

A Maggie le falta poco para cumplir sesenta años y tiene la presión arterial alta y un elevado nivel de colesterol en sangre; tiene a sus hijos en la universidad y vive con su marido jubilado. Es vicepresidenta de marketing de una importante compañía de venta al por menor. Empezó a tratar su estrés identificando las principales circunstancias causantes del mismo, que eran su trabajo, su economía (tenía dos hijos estudiando en la universidad) y la falta de colaboración de su marido, que se mostraba indiferente con sus problemas. Siempre se siente presionada, abrumada y con falta de tiempo. Normalmente está tensa, irritada y a menudo hostil. Al final del día está triste, decepcionada, con una sensación de ineptitud y deprimida.

Después de leer un libro sobre el tema, está intentando seguir algunos de los consejos sobre el tratamiento del estrés y la relajación.

Fase 2: descomponga los factores causantes de estrés que se puedan modificar en partes más manejables

Éste es el momento de determinar qué circunstancias causantes de estrés pueden cambiarse y cuáles no. Haga una lista de todos los factores que le provocan estrés sobre los que tenga un cierto control. Todos éstos son factores que usted puede eliminar o modificar, como por ejemplo compartir el vehículo por turnos con los compañeros de trabajo en lugar de soportar los atascos diarios. (Más adelante hablaremos de los factores que usted no puede cambiar.) Empiece por modificar una o dos cosas sobre las que tenga control. Si descompone en varias partes factores que son complejos las cosas resultarán más sencillas.

Durante unos cuantos días, Maggie comienza a llevar un control de las actividades que desarrolla en el trabajo y los sentimientos que le provocan. Se da cuenta de que por las mañanas siempre se siente cansada, y que cuando suena el despertador suele tener muchos problemas. A menudo se queda dormida. Esto provoca que tenga que correr para no llegar tarde, lo cual desencadena una serie de pensamientos negativos que le duran todo el día. Anota esta circunstancia en la lista de factores que le provocan estrés.

El tráfico que se encuentra en el camino hacia el trabajo parece que se ceba en ella, y hace que se enfade con los demás conductores en la autopista. Cuando llega a la oficina se siente agobiada y presurosa. Ella tiene su propia agenda, pero nunca ha estudiado la posibilidad de adaptar su horario para distribuir mejor su tiempo. A menudo se salta la comida o el descanso del mediodía, con lo cual al llegar la tarde está fatigada e irritable. Las constantes interrupciones provocan que muchas veces no termine su trabajo. Cuando regresa a casa está cansada, pero la suma de todas las tensiones hace que padezca insomnio, que le dura varias horas cada noche. El resultado es que cuando Maggie se levanta no ha descansado lo suficiente y se siente exhausta y deprimida, y entonces empieza de nuevo todo el ciclo.

Ha decidido que una de las primeras cosas que debería hacer es diseñar un plan para reducir la tensión y el enfado que le provoca cada día el tráfico. Se da cuenta de que dentro de su coche ella tiene el control absoluto, pero que no puede hacer nada respecto a lo que los demás conductores hagan. Decide escuchar en el coche cintas con grabaciones de novelas de misterio (una de sus distracciones). Esto mantiene su mente ocupada hasta el extremo de que dejan de importarle los atascos, y queda tan abstraída por la historia que casi tiene la sensación de que ¡desearía más tiempo para escucharla!

Maggie aprende que controlando su enfado cuando conduce puede reducir su sensación de estrés. Empieza a ver las cosas bajo un prisma distinto. La vegetación que ve por el camino le hace pensar en su jardín (empieza a planificar lo que va a plantar este año). Entonces descubre que puede utilizar el tiempo que emplea en el coche para evaluar su día de trabajo, o para repasar las presentaciones y los informes de los que es responsable.

Fase 3: análisis de los progresos diarios y revisión de la planificación cuando ello sea preciso

Durante las cinco primeras semanas, por lo menos, lleve un control diario de los resultados de su nuevo plan. El que un nuevo comportamiento se convierta en un hábito requiere su tiempo, y a menudo pasan varios meses antes de que quede plenamente integrado en la vida cotidiana. Pregúntese a sí mismo: «¿Cómo estoy de estresado después de poner en práctica mi plan?». Puntúese en una escala del 1 al 5, en la que un 1 sea no estar en absoluto estresado. Su objetivo debe ser conseguir la puntuación más baja la mayoría de veces.

Después de determinar cómo lo ha estado haciendo, sea flexible y valore la posibilidad de revisar sus objetivos o de añadir otros nuevos. Es de gran importancia tener la predisposición necesaria para redefinir los problemas (es posible que se perciban de distinta manera). A menudo es útil, al tiempo que muy motivador, identificar beneficios inesperados en el plan concebido.

La evaluación de Maggie para los primeros tres meses ha sido muy positiva y provechosa. Y se ha dado cuenta de beneficios que no esperaba: llega al trabajo más fresca y despierta, con más energía, lo que le permite trabajar con mayor eficacia durante el día, e interactuar con sus compañeros de forma positiva y exitosa. Ha descubierto que tarda menos en efectuar algunas tareas, dado que su mente está más relajada, pues no ha desperdiciado su energía en el atasco de tráfico, que es algo totalmente imposible de controlar.

Por otra parte, después de haber analizado sus intentos iniciales de controlar el estrés, es posible que se dé cuenta de que ha sido poco realista estableciendo las metas. Ahora es el momento de volver a la primera fase y de ser flexible en la evaluación de los factores que le provocan estrés. Algunas personas tendrán que realizar este proceso varias veces antes de encontrar la forma de planificar su día de manera conveniente. Normalmente, a las personas que aprenden a tratar el estrés les resulta más sencillo que a las que ignoran la naturaleza insidiosa del mismo el realizar otros cambios y hacer que se consoliden, como modificar la dieta, hacer ejercicio o dejar de fumar. Quienes aprenden a tratar el estrés suelen disfrutar más de la vida. Por regla general, se sienten mejor y a menudo son capaces de obtener mayores logros.

Ahora Maggie ha decidido enfrentarse al estrés que le provoca su situación económica. Con dos hijos en la universidad y un marido que percibe unos ingresos fijos, y con su convicción de que no puede promocionarse en el trabajo, Maggie está segura de que no puede aumentar los ingresos mensuales. Próxima ya a jubilarse, no desea cambiar de profesión. Tampoco quiere pedirle a sus hijos que dejen de estudiar, ni tan siquiera durante un año. ¿Qué puede hacer?

Tras reconocer que se le han acabado las ideas, Maggie decide afrontar su convencimiento de que está en «peligro» económico. Aunque es escéptica, decide intentar con los métodos de la afirmación y de la visualización. Escribe el siguiente mensaje en una ficha, que leerá cada mañana y cada noche, y en cualquier ocasión que se acuerde: «Estoy salvada y segura. Cualquier cosa que suceda será en mi beneficio. He hecho todo lo que he podido por mi familia y por mí misma, y doy por buenos todos los cambios que puedan sobrevenir en mi vida». Al mismo tiempo, se imagina una situación en la que está paseando por las calles de Londres con su marido. Se trata de una ciudad que siempre ha querido visitar, aunque pensaba que era demasiado cara.

¿Heredará Maggie un millón de dólares y visitará Buckingham Palace? No lo sabemos, pero estamos seguros que en el transcurso de unos cuantos meses ya no se sentirá oprimida económicamente. Se sentirá dispuesta a emprender una nueva aventura.

Fase 4: la estrategia de la autorrecompensa

Una fase opcional en este proceso, que para algunas personas es altamente efectiva, es utilizar la autorrecompensa. Se trata de una estrategia muy personal. Para algunas personas la satisfacción de los objetivos cumplidos ya es suficiente recompensa, y no estiman necesario nada más. Otras en cambio encuentran motivador el prometerse algo a sí mismas si alcanzan los objetivos.

El tipo de autorrecompensa es algo muy personal. Puede ser cualquier cosa, desde ir al cine hasta planificar unas vacaciones. Piense seriamente en el potencial que para usted tendría incluir la autorrecompensa en su plan de tratamiento del estrés.

Capítulo 10

Cambio de estilo de vida: ejercicio

El cuerpo humano fue creado para estar físicamente activo: en los primeros tiempos no teníamos más alternativa que hacer trabajos físicos, andar mucho más que hoy en día, conseguir y preparar la comida. En los países industrializados la necesidad de efectuar una actividad física se ha reducido al mínimo, y por lo tanto es imperativo que hagamos del ejercicio un hábito en nuestras vidas. En este capítulo se analizan los diversos tipos de ejercicio que se pueden efectuar y la forma en que deben abordarse en caso de que se padezca una cardiopatía. Se dará cuenta de que el ejercicio constituye un componente básico de un buen estado de salud.

¿POR QUÉ ES TAN IMPORTANTE HACER EJERCICIO?

El corazón, al igual que los restantes músculos, se ha de mantener en buen estado. El bombeo regular que nos mantiene vivos (en la mayoría de personas la sangre es bombeada hacia el corazón y desde él hacia el resto del organismo a un ritmo de pulsaciones cardíacas que oscila entre las 60 y las 80 por minuto) no es suficiente para mantener el tono cardíaco y las arterias coronarias limpias. Poner en forma el corazón es muy sencillo: sólo es necesario incrementar el número de latidos, o de ciclos de bombeo, por lo menos cinco veces a la semana durante un mínimo de veinte a treinta minutos cada vez. Si usted no se encuentra lo suficientemente bien como para efectuar este tipo de esfuerzo, incluso la más sencilla de las actividades físicas, como pasear durante un espacio de tiempo razonable, le ayudará a mantener su corazón sano.

En las sociedades primitivas el empleo de los músculos para la realización de las actividades físicas era una necesidad diaria. Los seres humanos eran capaces de resistir largos esfuerzos físicos, y de exponerse al frío y al calor mientras buscaban y recolectaban plantas, cazaban y pescaban. Los análisis de los restos humanos encontrados indican que nuestros antepasados eran criaturas extraordinariamente activas, y que sus huesos eran tan fuertes como lo pueden ser hoy en día los de un atleta en forma. De todo ello cabe deducir que el sistema cardiovascular de los primeros humanos estaba también en una excelente buena forma.

El estilo de vida sedentario característico de la sociedad contemporánea es uno de los principales factores de riesgo para sufrir una enfermedad cardíaca. La inactividad contribuye a la obesidad, la diabetes y la presión arterial alta, lo cual ya sabemos que está relacionado con las cardiopatías, y conduce a la fatiga, al estrés y, a menudo, a la depresión.

¿QUÉ BENEFICIOS OBTENDRÉ DEL EJERCICIO?

- Hay estudios que demuestran que el ejercicio aeróbico regular hace disminuir el nivel de triglicéridos, aumenta las HDL (el colesterol bueno) y en ocasiones provoca el descenso de las LDL (el colesterol malo).
- Con el tiempo, el ejercicio puede hacer que aumente el tamaño de las arterias coronarias y de los capilares que suministran sangre y oxígeno al corazón. Existen pruebas de que el ejercicio puede incluso propiciar la formación de nuevos vasos sanguíneos para ayudar a compensar los que se encuentran obstruidos.
- El ejercicio ayuda a controlar la presión arterial. Si su presión arterial es normal, la actividad física contribuirá a que permanezca estable. Si es elevada, ayudará a que descienda.
- El ejercicio ayuda a controlar el azúcar en la sangre y evita la diabetes no dependiente de la insulina.

- Con el ejercicio se evita la formación de coágulos en las arterias y en las venas.
- El ejercicio mejora en general la calidad de vida. A medida que el corazón trabaja con mayor eficacia lo hace con menos esfuerzo. Se dará cuenta que tiene más energía.
- El ejercicio ayuda a perder peso y a controlarlo. Una persona físicamente activa quema más calorías cuando hace ejercicio e *incluso cuando está en reposo*.
- El ejercicio fortalece los huesos y los músculos.
- El ejercicio ayuda a sobrellevar el estrés.
- El ejercicio reduce la depresión.
- El ejercicio mejora la apariencia corporal. La persona se ve en forma y se ve fuerte, lo cual puede ser fantástico para su autoimagen.

AUNQUE EL EJERCICIO SEA SALUDABLE, ¿CÓMO FRENARÉ O CAMBIARÉ EL CURSO DE MI CARDIOPATÍA?

Algunos estudios han demostrado que el ejercicio practicado con regularidad hace que disminuya el riesgo de fallecer a causa de un segundo infarto. Entre las personas que hacen deporte se producen aproximadamente la mitad de los ataques cardíacos que entre quienes no lo practican. Los estudios también muestran que los factores de riesgo de las cardiopatías, como el colesterol en sangre, los triglicéridos, los lípidos, la presión arterial alta y la obesidad, son menores entre las personas que practican de forma regular ejercicio aeróbico. Los ataques de angina de pecho disminuyen entre los enfermos del corazón que siguen un programa de ejercicio. Se ha demostrado también que el ejercicio mejora la tolerancia a la glucosa, y retrasa el desarrollo de diabetes no dependiente de la insulina.

El ejercicio también es bueno para el propio músculo del corazón. Cuando se realiza ejercicio aeróbico de forma regular, el corazón late más rápidamente, lo que indica que está trabajando con mayor intensidad (es decir, que se está ejercitando el músculo del corazón). Esto provoca un aumento del tamaño del músculo y de la cantidad de sangre que fluye por él. A medida que el músculo se fortalece puede bombear sangre con mayor energía; lo cual hace que con cada latido se haga circular un mayor volumen de sangre y de oxígeno. Un corazón fuerte, cuando se encuentra en reposo, late un número menor de veces por minuto que un corazón débil, y ello permite que haya más tiempo para que el oxígeno y los nutrientes sean absorbidos por el corazón, otros órganos y los tejidos.

ANTERIORMENTE HE INTENTADO REALIZAR PROGRAMAS DE EJERCICIO Y ME HA FALTADO CONSTANCIA. ¿CÓMO PUEDO EVITAR ABANDONAR EL PROGRAMA?

Esta vez será diferente, porque ahora usted sabe que su salud y su vida están en juego, lo cual constituye una estupenda motivación para todos los enfermos del corazón. Puede utilizar esta motivación para conseguir que hacer ejercicio sea un *hábito* en su vida, un comportamiento automático que realice sin apenas tener conciencia de ello.

Que un nuevo comportamiento se convierta en un hábito requiere su tiempo. Los investigadores conductuales han descubierto que se tarda veintiún días en establecer una pauta de conducta, y aproximadamente catorce semanas (o cien días) de repetición de un comportamiento para que éste pase a ser una rutina automática. Para las personas que no están físicamente activas antes del diagnóstico, el primer mes suele ser el más difícil. Aquí es donde ayudará la recién descubierta motivación. Conviene fijarse pequeños objetivos diarios, como hacer los recados a pie en lugar de coger el coche. Es posible que al principio el cuerpo se sienta dolorido, pero debe disfrutarse la perspectiva de gozar de unos años extra de buena salud. Normalmente, quienes llegan a los cien días de práctica tienen bastantes posibilidades de convertir el ejercicio en una *actividad deseada* más que en un *deber*.

CONSEJOS PARA CONSOLIDAR EL HÁBITO DEL EJERCICIO

- **Empiece lentamente.** Un exceso de ejercicio, o el realizarlo de forma prematura y con prisas puede provocar problemas médicos, fatiga y otras consecuencias negativas, así como mayores posibilidades de lesionarse.
- **Escoja actividades que le resulten gratas.** Si se aburre o la actividad le resulta incómoda, es posible que no haga ejercicio de forma regular. Recuerde, hay muchos tipos distintos de ejercicios, y es bueno experimentar.
- **Escoja actividades variadas.** Varíe sus costumbres. Así por ejemplo, un día puede caminar y otro nadar.
- **Fije objetivos.** Las metas que se fije han de ser adecuadas para usted (incorpórelas de forma gradual a sus actividades diarias).
- **Anote los ejercicios en un diario.** Al principio esto le servirá para comprobar si cumple sus objetivos.
- **Integre en su agenda el espacio de tiempo dedicado a hacer ejercicio.** Considere que se trata de un compromiso, como una cita de negocios o un encuentro social. Programe el ejercicio en un momento en el que le resulte cómodo realizarlo.
- **Busque algún respaldo.** A menudo es útil convencer a un amigo o a un compañero, especialmente cuando (como le suele suceder a todo el mundo) la motivación decae o no se tiene el suficiente interés.
- **Inscríbase en algún club excursionista.** Es una buena manera de encontrarse con personas que comparten sus objetivos de salud.
- **Consiga el consejo de algún experto.** Muchos gimnasios, centros sociales recreativos, universidades, residencias y otras organizaciones tienen sus monitores especializados.
- **Asegúrese de que lleva la ropa adecuada.** Póngase ropa que le resulte cómoda y que sea apropiada al tiempo y a la actividad que realice. Lleve un calzado cómodo y de buena calidad.
- **Alterne** el ejercicio aeróbico con ejercicios de fortalecimiento para las piernas y los pies, y para añadir variedad. Recuerde que *la variedad es la sal de la vida*, y que si sus actividades físicas le resultan atractivas es más probable que las realice con asiduidad.
- **¡Decídase y empiece!**

¿Cuál es el mejor tipo de ejercicio para mí?

Hay tres tipos de ejercicio: aeróbico, de resistencia y de estiramiento. La palabra «aeróbico» tiene su origen etimológico en una palabra del griego que significa «aire» y con ella se alude a cualquier ejercicio regular y rítmico en el que se utilicen las piernas o los brazos y que requiere un aumento del ritmo de la respiración durante un período de tiempo. El ejercicio aeróbico es el tipo de ejercicio que se necesita para fortalecer el sistema cardiovascular. Algunas actividades aeróbicas son las siguientes:

- nadar
- caminar deprisa
- *jogging*
- montar en bicicleta

Los ejercicios de resistencia, que son importantes para conseguir moldear los músculos y para mantenerlos fuertes, utilizan fundamentalmente la energía almacenada en los músculos; este tipo de actividad no requiere mucho oxígeno. Los ejercicios de resistencia son actividades en las que los músculos encuentran una oposición que vencer, como puede ser el entrenamiento con pesas y el fortalecimiento muscular. Levantar pesos *ligeros* con un mayor número de repeticiones fortalecerá los músculos de forma más regular con menos riesgos de padecer lesiones. Se puede empezar realizando ejercicios de resistencia en casa, levantando objetos domésticos como por ejemplo una lata llena.

Dentro de un estilo de vida sano es necesario efectuar ejercicios de resistencia, para ayudar a que los músculos y los huesos se fortalezcan, y evitar fracturas de cadera o de otros huesos. Cuando se realizan correctamente, este tipo de ejercicios apenas supone riesgos para el corazón. Sin embargo, hay que evitar levantar pesos excesivos, ya que ello puede provocar un peligroso aumento de la presión arterial. Debe ser usted mismo el que juzgue cuándo un peso es excesivo, y si el esfuerzo que supone levantarlo está en consonancia con su preparación física previa.

Los ejercicios de estiramiento sirven para mantener los músculos flexibles. Antes de iniciar cualquier actividad aeróbica, o de realizar un ejercicio de resistencia, es importante efectuar estiramientos, puesto que ayudan a evitar lesiones. Los estiramientos son una buena forma de relajamiento. El yoga es una antigua disciplina oriental en la que se conjugan multitud de estiramientos. Una buena clase de yoga, o de tipo de ejercicio similar, como el thai chi, ayuda a mantener los músculos en forma, al tiempo que sirve para relajarse. Una vez que se han aprendido los estiramientos, algunos de ellos se pueden realizar diariamente en casa.

El mayor beneficio para el corazón proviene de la actividad aeróbica, ya que se utilizan los principales músculos para que el corazón intensifique el bombeo de sangre, y los pulmones se llenan de oxígeno. Los ejercicios de resistencia y de estiramiento mantienen los músculos fuertes y flexibles de forma que se puede continuar realizando la actividad aeróbica.

¿ES ARRIESGADO REALIZAR EJERCICIO SI SE PADECE UNA CARDIOPATÍA?

El ejercicio reporta multitud de beneficios, pero también entraña algunos riesgos. La cantidad de ejercicio que se debe realizar depende del diagnóstico que se haya efectuado. Si se ha sobrevivido a un infarto, o se ha sometido a la persona a una intervención quirúrgica en el corazón, se debe hablar antes con el médico, a fin de seguir un programa organizado de rehabilitación cardíaca. Este capítulo se suma a lo que se puede aprender en la rehabilitación cardíaca, y proporciona los elementos necesarios para seguir un programa de ejercicios seguro y saludable. Cualquiera que sea la gravedad de la cardiopatía se debe consultar al médico antes de iniciar cualquier programa.

Además, es posible que el médico haya prescrito medicamentos, como bloqueadores beta (un tipo de fármaco para controlar la presión arterial, sobre el que se ha hablado en el capítulo 5), que limiten la capacidad del organismo para aumentar el ritmo cardíaco. (No todos los fármacos influyen sobre la capacidad para hacer ejercicio o para aumentar el ritmo cardíaco.) Cuando el médico le prescriba cualquier fármaco, coméntele si influye para hacer ejercicio.

SI SE SUPONE QUE EL EJERCICIO ES TAN BUENO, ¿POR QUÉ ALGUNOS ATLETAS JÓVENES MUEREN SÚBITAMENTE DE ATAQUES AL CORAZÓN?

Estas muertes casi siempre son debidas a otro tipo de enfermedad cardíaca que pueden padecer las personas jóvenes, y que se denomina *miocardiopatía*. Este problema no es debido a la aterosclerosis, y a menudo se desconoce cuál es la causa subyacente. Se trata de otra causa de insuficiencia cardíaca congestiva. La mayoría de veces se da en personas adultas, y anteriormente durante bastantes meses se puede haber experimentado que al respirar faltaba el aliento. Afortunadamente, las muertes por miocardiopatía no son demasiado frecuentes (aproximadamente uno de cada cincuenta casos de enfermedades cardíacas).

¿QUÉ PUEDO HACER PARA QUE MI PROGRAMA DE EJERCICIO SEA LO MÁS SEGURO POSIBLE?

Lo primero y lo más importante es comentar con el médico el ejercicio. Esto es de *obligado cumplimiento* si se padece una cardiopatía o se tienen factores conocidos de riesgo. Consulte con su médico y obtenga su aprobación (pregúntele qué es lo que debe hacer y lo que no). Después de leer este capítulo, usted ya sabrá lo que tiene que preguntar. *Es esencial que comunique a su médico que quiere iniciar una actividad física.*

¿QUÉ SUCEDE SI TENGO ARTRITIS?

Si tiene artritis aprenda a realizar estiramientos suaves y ejercicios de flexibilidad, o bien ejercicios aeróbicos bajo el agua, que a menudo se pueden realizar sin dolor.

¿CÓMO SE DEBE PLANEAR UN PROGRAMA DE EJERCICIO SEGURO?

Un programa de ejercicios seguro debe constar de cuatro partes:

- Calentamiento
- Desarrollo
- Control para evitar el sobresfuerzo
- Enfriamiento

¿POR QUÉ ES TAN IMPORTANTE EL CALENTAMIENTO?

Antes de realizar cualquier actividad de estiramiento es aconsejable hacer unos minutos de calentamiento para elevar la temperatura corporal y lubrificar las articulaciones. Los músculos «fríos» son más susceptibles de lesionarse, incluso en personas que están en buena forma física. Además, si cuando se estiran los músculos se ha realizado previamente el calentamiento se puede conseguir un mayor aumento de la flexibilidad. El calentamiento sólo tiene que durar cinco minutos. Puede consistir en andar, pedalear sobre una bicicleta fija, hacer ejercicios en un aparato de remos, o utilizar cualquier otro aparato que implique la realización de movimientos rítmicos con los principales grupos musculares del cuerpo. Si resulta más conveniente, se puede sustituir el calentamiento por una ducha caliente o un baño.

UN PROGRAMA DE EJERCICIOS DE ESTIRAMIENTO SENCILLO Y SEGURO
(NO SE PRECISA UN EQUIPAMIENTO ESPECIAL)

Parte anterior de los hombros / pecho

«Balanceo de los hombros e intento de tocar el cielo»
Para aumentar los beneficios de este estiramiento, el balanceo de los hombros puede realizarse en primer lugar. Cinco veces hacia adelante y cinco veces hacia atrás:

Eleve los hombros hasta las orejas; lleve los hombros hacia atrás (tire hacia atrás los omóplatos); baje los hombros; lleve los hombros hacia adelante.

Ahora «intente tocar el cielo» con ambos brazos unas tres o cuatro veces.

Parte superior de la espalda / cuello

Entrelace los dedos, gire las palmas hacia el exterior, y tire de las manos hacia fuera, a la altura del pecho, hasta que los brazos queden totalmente extendidos. Mantenga la posición entre 15 y 30 segundos. Repita el movimiento dos o tres veces.

Parte baja de la espalda (columna lumbar)

Póngase de rodillas y coloque las manos sobre el suelo. Eleve la espalda formando un arco (como un gato cuando se estira) y mantenga la posición durante 5 segundos.

Ahora baje la espalda intentando moverla en sentido contrario a como lo ha hecho anteriormente (tratando de dibujar el hueco que queda entre las jorobas de un camello) y mantenga esta posición durante 5 segundos.

Repita las posiciones «del gato y del camello» una o dos veces más.

Flexores de las caderas

Sitúese en una superficie firme, en la que se pueda apoyar (como una alfombra o una colchoneta de ejercicios), y estírese apoyándose sobre la espalda.

Desde esta posición, tire de su rodilla derecha en dirección al pecho, manteniendo los dedos enlazados por detrás de la pierna derecha. Lentamente estire su pierna izquierda sobre la superficie del suelo, tanto como sea posible. Mantenga esta posición de 15 a 30 segundos. Repita el ejercicio tirando de la pierna izquierda hacia el pecho mientras estira la pierna derecha sobre el suelo. Haga el ejercicio una vez para cada pierna.

Nota: Si tiene problemas, sea precavido. Es posible que este ejercicio tenga que ser modificado. Consulte con su monitor o con un profesional de la salud.

Pantorrillas

De pie, sitúese aproximadamente a medio metro de la pared, con los pies separados entre sí una distancia equivalente a la que hay entre las dos caderas. Apoye sus manos en la pared. Las manos deben estar a la altura de los hombros, pero separadas entre sí un poco más de lo que lo están los hombros. Desplace hacia atrás su pie derecho tanto como sea posible, mientras mantiene el talón derecho abajo y las puntas de los pies apuntando hacia adelante. La rodilla izquierda debe doblarse por sí sola para adaptarse a esta posición. Si es necesario estirarse más, inclínese ligeramente hacia la pared, doblando los codos, hasta que note una tensión en la zona de las pantorrillas. Mantenga esta posición de 15 a 30 segundos. Repita el ejercicio con la pierna izquierda. Hágalo alternativamente con cada pierna.

Músculos de la parte posterior del muslo

Nota: Hay muchas maneras de estirar estos músculos, pero la mayoría de posiciones requieren un alto grado de flexibilidad. Los siguientes estiramientos están pensados para personas que tienen menos flexibilidad, y permiten progresar en este aspecto.

Siéntese en el extremo de una banqueta (una banco de ejercicios sería lo ideal), con las piernas abiertas y una pierna a cada lado del banco. Balancee su pierna derecha y, extendida, sitúela a la altura del banco (el pie izquierdo debe permanecer en el suelo). La pierna derecha debe estar estirada, pero si ello no es posible se puede doblar la rodilla, con el objetivo final de poder estirar la pierna a lo largo del banco. Igualmente, en casos de una falta de flexibilidad extrema, es posible que se tenga que inclinar hacia atrás, mientras se sujeta en los bordes del banco buscando un apoyo. No hay problema.

A la inversa, si se desea aumentar el estiramiento, inclínese ligeramente hacia su pierna, sin doblar su espalda, hasta que sienta una tensión en la parte posterior del muslo. Mantenga la posición de 15 a 30 segundos.

Repita el ejercicio con la pierna izquierda. Haga el ejercicio una vez con cada pierna.

Para los músculos de la parte posterior del muslo hay un estiramiento inicial todavía más sencillo (denominado «Buenos días»), que consiste en doblarse hacia adelante por la cintura, mientras se mantienen las manos sobre las caderas. Hay que doblarse con la espalda recta hasta que se sienta un tirón en la parte posterior de los muslos. Inclínese e incorpórese de diez a veinte veces. Este ejercicio sirve también para fortalecer los músculos de la parte baja de la espalda.

¿QUÉ DEBO TENER EN CUENTA AL ESCOGER UN PROGRAMA DE EJERCICIO AERÓBICO?

Si usted sufre una cardiopatía, tiene un elevado riesgo de padecerla, o no ha estado haciendo ejercicio, es importante empezar lentamente e ir incrementando el ritmo de forma progresiva. Los estiramientos suaves y los paseos cortos son una buena manera de comenzar. A medida que se vaya sintiendo fuerte, puede ir incrementando la duración de los paseos e incorporando algunos tramos de subida. Si decide subir por las escaleras en lugar de coger el ascensor, al principio súbalas despacio, descansando cada vez que precise recuperar el aliento.

Al escoger un tipo de ejercicio, tenga en cuenta que para que sea aeróbico debe ser regular y rítmico, exigir una respiración acelerada durante toda su ejecución, y requerir el empleo de los principales músculos de brazos o piernas, o de ambos pares de extremidades. Es conveniente practicar más de un tipo de ejercicio regular, puesto que así se tonifican y estiran diversos grupos musculares.

Hay cientos de ejercicios posibles, y la clave para escoger el «mejor» (o varios de ellos) es optar por aquel con el que realmente disfrute. Esto puede requerir probar varias clases de ejercicios, especialmente cuando con anterioridad al diagnóstico de la cardiopatía no se había hecho ejercicio de una forma regular. Hay muchas más probabilidades de tener éxito con el programa de ejercicio si se escoge una modalidad que resulte agradable de practicar.

¿CON QUÉ FRECUENCIA DEBO HACER EJERCICIO?

Su objetivo debe ser hacer ejercicio de tres a cinco veces a la semana, de veinte a treinta y cinco minutos cada vez. Sin embargo, si su disponibilidad horaria se lo permite, hacer ejercicio cada día es todavía mejor. Pero no hay que preocuparse si al principio no se consiguen hacer los treinta y cinco minutos; con la práctica y un poco de tiempo se terminarán realizando. No haga del ejercicio una cuestión de todo o nada. Incluso únicamente cinco minutos varias veces al día es mejor que no hacer nada. Se ha demostrado que los cortos períodos de ejercicio, aunque sean sólo cinco minutos, también son beneficiosos, especialmente cuando sumados llegan a los veinte minutos diarios. Después de unas cuantas semanas probablemente se dará cuenta de que le resulta más fácil moverse. Entonces necesitará trabajar con un poco más de intensidad para elevar el ritmo cardíaco. Se tratará de una buena señal, pues significará que está empezando a fortalecerse.

ASPECTOS QUE SE DEBEN CONSIDERAR CUANDO SE TIENE QUE ESCOGER EL TIPO DE EJERCICIO ADECUADO

- **Interacción social**
  Hay que tener en cuenta si prefiere hacer ejercicio *solo* (por ejemplo, *jogging*), *en competición con una o más personas* (tenis, frontón), integrado en un *equipo* (*softball*, baloncesto) o en el *contexto de una clase* (como una clase de ejercicios aeróbicos de bajo impacto). En la actualidad hay muchas organizaciones que ofrecen clases de ejercicios para personas con problemas cardíacos (consulte las guías de servicios locales y centros sanitarios).

- **El medio**
  ¿Prefiere hacer ejercicio en un espacio interior o bien al aire libre? ¿En un gimnasio, en una pista o terreno deportivo, o en medio de la naturaleza?

- **Economía**
  ¿Cuánto dinero está dispuesto a gastar? Tenga en cuenta lo que cuesta inscribirse en un gimnasio, un equipo completo de esquí, un buen calzado deportivo, etc. Para andar todo lo que usted necesita basta con un buen par de zapatillas deportivas, ¡lo cual representa un coste mínimo para mejorar su salud!

¿CON QUÉ INTENSIDAD DEBO PRACTICAR EJERCICIO?

Es preciso que el corazón lata lo suficientemente deprisa como para obtener un beneficio, pero no tan rápido como para que la actividad sea potencialmente dañina. El ritmo cardíaco más beneficioso se denomina *ritmo cardíaco ideal*. Es bastante sencillo calcular cuál es su ritmo cardíaco ideal, y monitorizar el ritmo cardíaco real durante el ejercicio. Éste es un elemento básico de su programa de ejercicio, puesto que exceder el ritmo cardíaco ideal puede resultar peligroso, y no aproximarse a él puede limitar los beneficios que se obtienen con el ejercicio.

¿CÓMO PUEDO CALCULAR CUÁL ES MI RITMO CARDÍACO IDEAL?

Para calcular su ritmo cardíaco ideal, reste 220 a su edad, lo cual dará como resultado el número de pulsaciones por minuto que deberían conseguirse en el *momento de máximo esfuerzo* cuando se realiza ejercicio. A esta cifra se la denomina *ritmo cardíaco máximo*. El *ritmo cardíaco ideal* para obtener el máximo beneficio está *entre el 70 y el 80 % del ritmo cardíaco máximo*. Esto significa que una persona de sesenta y cinco años, hombre o mujer, con un ritmo cardíaco máximo de 155 (220 – 65 = 155) tiene un *ritmo cardíaco ideal que oscila entre las 109 y las 124 pulsaciones por minuto* (entre el 70 y el 80 % de 155). Puede utilizar la tabla que se reproduce más abajo para encontrar más rápidamente cuál es su ritmo cardíaco ideal, pero la forma más precisa es el empleo de la fórmula que se acaba de explicar.

Para saber si se encuentra en su ritmo cardíaco ideal, tómese el pulso inmediatamente después de pararse. No se demore, ya que por regla general el pulso disminuye muy rápidamente. Aprenda a encontrarse su propio pulso: sitúe dos dedos (no utilice el pulgar, ya que tiene su propio pulso) en el hueco que forman los huesos de la muñeca. Cuente las pulsaciones durante 10 segundos (practique tomándose el pulso hasta que le resulte sencillo hacerlo). Entonces multiplique por 6 para obtener el número de pulsaciones por minuto. Si la persona de sesenta y cinco años, en el ejemplo antes propuesto, tuviera 20 pulsaciones en 10 segundos (20 × 6 = 120 pulsaciones por minuto), significaría que su ritmo cardíaco estaría dentro del ritmo cardíaco ideal de 109-124. (En el mercado existen unos aparatos que no son caros, similares a un reloj, que se colocan en la muñeca y miden electrónicamente el pulso.)

Tabla 10.1: Ritmo cardíaco ideal aproximado.

	Ritmo cardíaco ideal	
Edad	70 % máx.	80 % máx.
20 - 24	138,6	158,4
25 - 29	135,1	154,4
30 - 34	131,6	150,4
35 - 39	128,1	146,4
40 - 44	124,6	142,4
45 - 49	121,1	138,4
50 - 54	117,6	134,4
55 - 59	114,1	130,4
60 - 64	110,6	126,4
65 - 69	107,1	122,4
70 - 74	103,6	118,4

Otra forma de hacer este cálculo es dividir el ritmo cardíaco ideal entre 6, lo cual dará un valor de referencia para los 10 segundos. En el ejemplo anterior, el ritmo cardíaco ideal estaría comprendido entre 18 y 21 (109-124 pulsaciones por minuto divididas entre 6 daría un ritmo ideal de 18-21 pulsaciones por 10 segundos). Entonces cuando se tome el pulso sabrá de inmediato si está dentro de las cifras del ritmo cardíaco ideal. Si su pulso es más bajo que el ideal, usted sabrá que la próxima vez tendrá que aumentar la intensidad del esfuerzo o la duración del ejercicio. Si su pulso es más alto que el ideal, entonces tendrá que moderar el esfuerzo hasta que se sitúe en su nivel. Especialmente al principio, tómese el pulso con bastante frecuencia, para concienciarse de que su organismo está respondiendo. Sin embargo, a medida que se vaya poniendo en forma y que vaya progresando con los ejercicios, podrá determinar aproximadamente su ritmo cardíaco en función de cómo note que se encuentra su organismo.

¿QUÉ TENGO QUE HACER SI ALGO VA MAL? ¿CÓMO SABRÉ QUE PRECISO ATENCIÓN MÉDICA?

Nunca debe sentir ningún dolor, y ha de ser capaz de moverse y de hablar de forma cómoda. Su respiración ha de ser regular y rítmica. Si no puede mantener una conversación normalmente, entonces es probable que su ritmo cardíaco sea demasiado elevado.

La máxima «sin dolor no hay beneficio» es un mito; y puede ser un mito muy peligroso para alguien que padece una cardiopatía. Si experimenta cualquier dolor, debe saber que está realizando ejercicio de una forma no adecuada, o que existe algún tipo de problema. Cualquier actividad física que realice debe entrañar algún esfuerzo, pero el verdadero dolor es un síntoma de que los músculos y el corazón están trabajando con excesiva intensidad, o de manera inapropiada. Deténgase de inmediato cuando perciba cualquier tipo de dolor, y no reanude la actividad hasta que la pueda realizar sin experimentar ninguna molestia.

¿POR QUÉ DEBO HACER UN ENFRIAMIENTO DESPUÉS DEL EJERCICIO?

Al final de cualquier esfuerzo físico que eleve el ritmo cardíaco, se debe abandonar la actividad de forma lenta y gradual, y no de manera súbita.

DEJE INMEDIATAMENTE DE HACER EJERCICIO Y CONSULTE CON SU MÉDICO SI EXPERIMENTA CUALQUIERA DE LOS SÍNTOMAS SIGUIENTES

- Dolor en el pecho o cualquier tipo de molestia que note a la altura del mismo
- Falta de aliento con una actividad física moderada
- Cualquier dolor o molestia en el brazo, el cuello o la mandíbula
- Dolor de cabeza o mareo
- Náuseas

Esto proporciona al corazón la oportunidad de disminuir su ritmo de forma gradual, y ayuda a evitar una brusca bajada de la presión arterial; la cual puede darse si se detiene de golpe. También ayuda a reducir la rigidez muscular.

¿CÓMO TENGO QUE REALIZAR EL ENFRIAMIENTO?

En los gimnasios modernos, muchas cintas ergométricas u otros aparatos de ejercicio aeróbico están programados para disminuir su intensidad de forma progresiva durante uno o dos minutos antes de detenerse por completo. Es conveniente que usted también deje de hacer *jogging* o de andar rápido de forma gradual, en un espacio de tiempo de por lo menos cinco minutos. Una vez haya terminado el ejercicio, realice unos estiramientos suaves, siguiendo los ejemplos que hemos proporcionado anteriormente (véase el recuadro de las páginas 145-147). Si planea realizar un pequeño paseo, darse un baño, o realizar otro tipo de actividad que no sea excesivamente enérgica, el calentamiento y el enfriamiento no son tan importantes.

¿PUEDEN PROPORCIONARME ALGUNAS IDEAS PARA INCLUIR UN POCO DE ACTIVIDAD EXTRA EN MI AGENDA DIARIA?

Más allá de los ejercicios formales cotidianos son muchas las cosas que se pueden hacer para incrementar la actividad física. Estamos rodeados de aparatos (ascensores, máquinas cortadoras de césped, mandos de televisión a distancia) ideados para reducir nuestra actividad física. A continuación facilitamos algunas ideas para añadir actividad física a sus quehaceres diarios. Esto no sólo será beneficioso para su corazón, también le ayudará a controlar su peso.

- Exagere ligeramente sus movimientos, por ejemplo, efectuando lentas extensiones cuando limpie la casa o realice trabajos de jardinería.

- Vuelva a utilizar utensilios manuales para los trabajos domésticos (una escoba, un batidor manual, un cepillo para la alfombra, etc.), en lugar de los electrodomésticos; salvo que padezca artritis.
- Para cortar el césped utilice una segadora manual, en lugar de una eléctrica.
- Prescinda del mando a distancia de la televisión, de forma que tenga que levantarse para cambiar los canales.
- Cuando sea posible utilice las escaleras en lugar de los ascensores.
- Deje su vehículo relativamente lejos de su lugar de destino.
- Pasee con su perro.
- En el trabajo realice pequeños paseos de forma periódica, aunque sólo sea alrededor del edificio donde se encuentra, o en la misma planta en la que está.

Capítulo 11

Cambio de estilo de vida: dieta

La elección de los alimentos es uno de los medios más contundentes de los que dispone para ayudarle a restablecerse de una enfermedad cardíaca, y para prevenir un futuro infarto. Unas cuantas pautas muy sencillas le servirán para escoger los alimentos adecuados. Afortunadamente, en muchos restaurantes, cafeterías y supermercados cada vez es más fácil encontrar comida saludable. Muchas tiendas disponen de un amplio surtido de fruta y de verdura fresca, cómodamente envasada y atractiva, que hace que la preparación de estos alimentos tan sanos sea un placer, en lugar de constituir una tarea pesada.

Otros cambios para llevar un estilo de vida sano pueden suponer el aprendizaje de nuevas técnicas. Es posible que se tengan que aprender los ejercicios a realizar si siempre se ha sido una persona sedentaria; o que haya que instruirse acerca de los diversos métodos existentes para afrontar el estrés. En cambio, usted ya sabe lo agradable que puede resultar comer. Lo que tal vez necesite aprender es cómo añadir nuevas alternativas a su dieta, y cómo hacer que esas alternativas sean gratas. En este momento de su vida le puede parecer muy problemático experimentar con nuevos alimentos. Pero una vez que haya cambiado los hábitos dietéticos, hará que su corazón goce de una mejor salud, y todo su organismo se sentirá mejor.

¿LOS ALIMENTOS QUE ESCOJA PARA BENEFICIAR MI CORAZÓN, ME AYUDARÁN TAMBIÉN A PREVENIR OTRAS ENFERMEDADES?

Investigaciones recientes demuestran que los tipos de alimentos que se ingieren para mantener en buen estado de salud el corazón son también muy adecuados para prevenir muchos tipos de cáncer, el cual constituye la segunda causa de muerte en los países occidentales.

¿TENDRÉ QUE ESTAR A DIETA EL RESTO DE MI VIDA?

Para algunas personas, el término *dieta* es sinónimo de restricción y privación; hay quienes lo relacionan con los hospitales, las enfermedades, el aburrimiento, los platos insulsos, y con una ciencia inquisitiva que trata de controlar todo lo que se come. ¡Olvídese de todo eso! La palabra «dieta», en su auténtico significado, alude a «una forma de comer», no a un régimen para perder peso.

Escoja alimentos de calidad que tengan un sabor agradable. ¡Olvídese de contar calorías y de medir los contenidos grasos! Aprenda a disfrutar de los alimentos adecuados. Es posible que durante unos cuantos días, o durante unas semanas, tenga que efectuar un esfuerzo inconsciente para escoger alimentos sanos, y para desechar otros; pero pronto se sentirá libre y feliz, y su nueva «dieta» dejará de tener apariencia de dieta. ¡Se preguntará cómo es posible alimentarse de otra forma!

¿EXISTE ALGUNA FÓRMULA SENCILLA PARA UNA DIETA SALUDABLE PARA EL CORAZÓN?

Sí, hay tres elementos clave:

• Aumente su consumo de alimentos vegetales, como verdura, cereales integrales, judías y lentejas, semillas y frutos secos, y fruta.

- Consuma estos alimentos de la forma menos elaborada que le sea posible.
- Disminuya el consumo de productos animales, especialmente productos con un elevado contenido de grasas animales.

Es bueno que las cosas sean sencillas, y una excelente manera de empezar es confeccionar dos listas: una de alimentos a eliminar o a reducir en la dieta, y otra con los alimentos que es conveniente incorporar o consumir en grandes cantidades. La tabla 11.1 le ayudará a efectuar una elección adecuada.

¿ES CIERTO QUE LAS GRASAS SON PERJUDICIALES?

La grasa es uno de los componentes peor entendidos de los alimentos. No es correcto decir que consumir grasa es bueno, indiferente o malo, puesto que la grasa no es una sustancia química simple, sino que es un compuesto de diversos elementos que pueden tener distintos efectos sobre la salud. Lo que sí es cierto es que algunas grasas hacen que aumente el nivel de colesterol en sangre, en tanto que otras no tienen ese efecto. Hay una diferencia entre las grasas saturadas y las insaturadas. Todos los alimentos contienen una mezcla de grasas saturadas e insaturadas, pero su proporción varía mucho: algunos alimentos tienen un elevado contenido de grasas saturadas, en cambio otros tienen un mayor contenido de grasas insaturadas.

¿CUÁL ES LA DIFERENCIA ENTRE LAS GRASAS SATURADAS Y LAS INSATURADAS?

La mayoría de grasas saturadas hacen aumentar el nivel de colesterol en sangre, o lo mantienen elevado si ya previamente era alto. En cambio, las grasas insaturadas no aumentan el colesterol, y cuando en la dieta sustituyen a las grasas saturadas provocan el descenso de éstas en la sangre. Esto ha sido demostrado en cientos de estudios clínicos. Si le gusta el chocolate le alegrará saber que la

Tabla 11.1: Alimentos que reducen el riesgo de padecer una enfermedad del corazón.

Incorporar o aumentar	Eliminar o reducir
• Productos elaborados con cereales integrales, como pan integral y otros productos horneados integrales, pastas de cereales integrales, arroz integral, cebada, copos de avena y otros cereales integrales. • Judías, lentejas, guisantes y otros productos derivados. • Productos derivados de la soja: queso de soja, tempeh, leche de soja y miso. • Fruta y frutos secos de cualquier clase. • Verdura de todo tipo, cruda y cocinada, y zumos de verduras. • Alimentos ricos en grasas insaturadas, como frutos secos, mantequilla y aceite de frutos secos, aceitunas y aceite de oliva, aguacate, sésamo, aceite de sésamo, pasta de semillas de sésamo, cacahuetes y mantequilla de cacahuetes cuando esté libre de grasas parcialmente hidrogenadas. • Alimentos ricos en ácidos grasos omega 3, como semillas de lino, nueces y cualquier tipo de pescado.	• Productos de harinas refinadas, como pan blanco y productos horneados, pastas de harina refinada. • Alimentos con un elevado contenido de grasas saturadas, como carne y aves, especialmente salchichas y fiambres, a menos que en las etiquetas conste que tienen un bajo contenido graso; productos lácteos con un elevado contenido graso, y coco. • Alimentos con aceites parcialmente hidrogenados, que se encuentran presentes en muchos productos de bollería; algunas margarinas; la mayoría de alimentos en conserva y precocinados y la comida rápida. • Alimentos de origen animal con un elevado nivel de colesterol. La mayoría de grasas animales y las yemas de huevo tienen un alto contenido de colesterol. • Alimentos fritos en grasas de origen desconocido, como muchas patatas fritas comerciales, a menos que en la etiqueta conste que tienen grasas insaturadas.

grasa saturada natural del chocolate, denominada ácido esteárico, no hace subir el nivel de colesterol en sangre.

Por otra parte, hay un tipo de grasa insaturada que no hace bajar el nivel de colesterol en sangre: es el tipo de grasa parcialmente hidrogenada que se encuentra presente en muchos alimentos en conserva. En este caso, la estructura química de la grasa se ha modificado de tal forma que no sólo no hace descender el nivel de colesterol, sino que en ocasiones incluso hace aumentar el colesterol malo y descender el bueno.

ME CONSTA QUE DEBO REDUCIR EL CONSUMO DE GRASAS SATURADAS, PERO ¿QUÉ SUCEDE CON EL COLESTEROL QUE CONTIENEN LOS ALIMENTOS?

El colesterol tiene múltiples cometidos en la salud humana. Por ejemplo, algunas hormonas y ácidos biliares se sintetizan a partir del colesterol, y esta sustancia forma parte de la pared de las células. Pero el organismo ya produce todo el colesterol que necesita, de forma que no es necesario captar el de los alimentos. Hasta un cierto nivel, el colesterol de los alimentos no altera el colesterol en sangre, pero en la mayoría de las personas cuando se traspasa un determinado límite el colesterol en sangre *aumenta*. Algunas personas pueden comer sin experimentar este afecto adverso, pero si se padece una enfermedad cardíaca deben extremarse las precauciones.

El colesterol únicamente se encuentra en los alimentos de origen animal, y la mayoría de veces disuelto en la parte grasa de los alimentos. Si se disminuye la cantidad de grasa animal ingerida, se hará disminuir también el consumo de colesterol. Como sabrá, dos de las principales fuentes del colesterol en los alimentos son las yemas de huevo (las claras no tienen colesterol) y el hígado (el colesterol se sintetiza en el hígado). Se pueden comer con moderación productos lácteos bajos en grasas, como yogur desnatado y semidesnatado, que casi no contienen colesterol. Cuando el colesterol presente en los alimentos se consume en combinación con grasas muy saturadas los efectos para la salud son todavía peores. Nunca tome huevos con alimentos ricos en grasas saturadas, como la mantequilla o el bacon.

Intente no consumir más de 200 mg de colesterol diarios (que es el equivalente aproximado a una yema de huevo, o entre 170 y 190 g de ternera cocinada, pollo o cerdo. Si toma huevos, cómase únicamente la clara (es también una buena fuente de proteínas) y limite el consumo de yemas a un máximo de dos por semana. Intente evitar totalmente el hígado.

¿HAY ALIMENTOS QUE PUEDEN HACER DESCENDER EL NIVEL DE COLESTEROL?

Sí. Los vegetales contienen sustancias afines al colesterol denominadas esteroles, las cuales, en lugar de elevar el nivel del colesterol, hacen que descienda. Antes de que existieran los fármacos actuales para bajar el nivel del colesterol, se utilizaban medicamentos que contenían esteroles vegetales. Estas sustancias actúan haciendo que disminuya la absorción por el intestino del colesterol presente en las grasas animales.

Los alimentos ricos en esteroles son:

- Frutos secos, como almendras, nueces de Brasil, anacardos, avellanas, macadamias, nueces pacanas, piñones, pistachos y nueces.
- Semillas, como sésamo, pipas de girasol, semillas de calabaza, guisantes, cacahuetes, soja, frijoles y habas.
- Aceitunas y aceite virgen de oliva.
- Germen de trigo y cereales integrales, el germen de otros tipos de grano y el arroz integral.

Algunas margarinas que se comercializan están enriquecidas con una forma modificada de esteroles vegetales.

¿LOS ALIMENTOS DE ORIGEN VEGETAL REPORTAN ALGÚN OTRO BENEFICIO PARA EL CORAZÓN?

Las proteínas de las plantas son mucho más ricas que las proteínas animales en un importante aminoácido (los aminoácidos son uno de los elementos constitutivos de las proteínas) denominado *arginina*. Esta sustancia relaja las arterias y puede contribuir a que descienda el nivel de colesterol. Los frutos secos, las judías, los cereales integrales y los productos derivados de la soja tienen un elevado contenido de arginina.

Todos los alimentos vegetales naturales son ricos en potasio y magnesio, y bajos en sodio, lo cual ayuda a controlar la presión arterial. Algunas verduras como la col y el brécol son ricos en calcio, que es necesario para un funcionamiento adecuado del corazón. Esto significa que no es preciso recurrir sólo al yogur y a otros productos lácteos para obtener calcio.

¿Debo basar mi dieta en alimentos como los cereales integrales, las judías, los frutos secos, la fruta y la verdura?

Sí. Algunos estudios han demostrado que cuando las personas se trasladan de países en los que la dieta está basada en este tipo de alimentos, a países en los que se consume principalmente carne y otros productos animales, y donde los alimentos de origen vegetal desempeñan sólo un papel complementario, aumenta la incidencia de las cardiopatías (y de otras enfermedades crónicas, como el cáncer de colon). Un ejemplo clásico es el de los japoneses que al emigrar a Hawai experimentaron un moderado incremento de las enfermedades cardíacas, y que al hacerlo a Estados Unidos el incremento fue todavía mayor. Se ha demostrado también que cuando las dietas ricas en carne de los países industrializados son adoptadas por otros países menos desarrollados, éstos experimentan un aumento de la incidencia de las cardiopatías.

¿Qué sucede con las grasas de los alimentos vegetales?

Sobre las grasas se han difundido multitud de mitos. La clave de la confusión estriba en suponer que, en ocasiones, las grasas pueden desempeñar un papel beneficioso *y* que otras veces su acción es perjudicial. Si se padece una cardiopatía se ha de ser extremadamente cuidadoso con el consumo de grasas de origen animal. Permitir que los alimentos de origen vegetal constituyan la base de la dieta elimina gran parte de la preocupación que puede causar la cantidad de grasa que se consume (ya que de esta forma tomará el tipo adecuado de grasa).

Recuerde que las grasas de los vegetales, con pocas excepciones, como el coco, son grasas *buenas*. Es la grasa que proviene de los animales (ternera, pollo), la que debe ser motivo de preocupación, puesto que estos productos animales contienen grandes cantidades de grasas saturadas. Normalmente, las grasas vegetales son insaturadas. Además, los alimentos de origen animal contienen colesterol, en tanto que los alimentos vegetales no tienen esta sustancia.

¿LOS FRUTOS SECOS SON ALIMENTOS CON UN ALTO CONTENIDO EN GRASAS QUE DEBO EVITAR?

Los frutos secos tienen un alto contenido en grasas, pero son grasas del tipo bueno. Estudios recientes han demostrado que los frutos secos ayudan a bajar el nivel de colesterol en sangre; y en una importante investigación, llevada a cabo por la Loma Linda University, se ha descubierto que entre las personas que consumen frutos secos cada semana se producen menos fallecimientos debidos a enfermedades cardíacas. Si usted sigue una dieta a base de productos vegetales, debe saber que los frutos secos son una importante fuente de proteínas, además de aportar fibra y carbohidratos buenos. También sirven para causar sensación de saciedad, y evitan el sobrepeso debido a que contienen grasas buenas.

Los frutos secos y las pasas constituyen un estupendo y saludable tentempié, que además aporta mucha energía. Las mezclas de frutos secos y muchas de las barritas energéticas elaboradas a base de estos productos constituyen un alimento excelente para cualquier persona que padezca una cardiopatía. *Debe asegurarse de que la barrita energética que escoge no contenga grasas hidrogenadas.*

¿Significa esto que puedo comer frutos secos y cacahuetes y utilizar un poco de aceite de oliva?

Es difícil sobrepasarse comiendo estos alimentos, como frutos secos y semillas (por ejemplo, semillas de sésamo, pipas de girasol y cacahuetes) porque, normalmente, las grasas buenas que contienen sacian el apetito. El aguacate, la soja y los garbanzos contienen grasas buenas. Los aceites prensados en frío, como el aceite de oliva, contienen grasas buenas y antioxidantes, y se pueden utilizar con moderación. (Es fácil abusar de los aceites, y se debe evitar freír de forma prolongada los alimentos con cualquier aceite, puesto que las moléculas de los alimentos pueden resultar dañadas al freírlos a temperaturas elevadas.)

¿En lugar de pensar en términos de grasas saturadas o insaturadas, debo hacerlo en términos de alimentos vegetales frente a alimentos animales?

Sí. Una de las pocas excepciones es la grasa del coco, que no constituye una buena elección debido a que está muy saturada. Simplemente recuerde que hay dos tipos de grasas insaturadas: las monoinsaturadas y las poliinsaturadas, y que ambos tipos son beneficiosos para el nivel de colesterol en sangre. Los únicos alimentos de origen vegetal que son en parte saturados, pero que tienen unas grasas neutras para la sangre son el chocolate y las bebidas de cacao. El aceite de oliva y las aceitunas, que son principalmente monoinsaturados, están históricamente asociados, en los países mediterráneos, a unos bajos índices de enfermedades del corazón. Idéntica asociación se da en Japón, China y el Sudeste Asiático, con el aceite de soja, presente en el queso de soja y en muchos productos alimentarios de Asia.

La elección es simple: la grasa que consuma ha de provenir de alimentos vegetales y ha de limitar tomar grasa de origen animal, bien sea eligiendo productos lácteos y otros productos animales con bajo contenido en grasa, o bien, en caso de utilizar estos productos con un alto contenido en grasa, como el queso, hacerlo en cantidades pequeñas.

¿ES CIERTO QUE NO TODAS LAS GRASAS INSATURADAS SON BUENAS PARA MÍ?

Sí. Hasta ahora hemos estado hablando de grasas insaturadas *naturales*. Sin embargo, surgen problemas cuando se trata de grasas insaturadas de alimentos procesados. Cuando aceites poliinsaturados buenos, como el aceite de soja, se hacen solidificar, a través de un proceso denominado *hidrogenación*, el resultado es una mezcla de grasas que contienen una cierta cantidad de moléculas «distorsionadas». Esta molécula en estado natural es una de las grasas más seguras que se puede consumir, se trata del ácido oleico, que es una grasa monoinsaturada. Las moléculas distorsionadas de las grasas monoinsaturadas se denominan *transgrasas*, o bien grasas o aceites parcialmente hidrogenados (también reciben el nombre de *ácidos transgrasos*). Estas grasas son muy habituales en los alimentos porque son, según se denominan en la industria alimentaria, *funcionales*: sirven perfectamente para los productos horneados y otros muchos alimentos, puesto que añaden textura y se conservan bien. Pero en el proceso de hidrogenación la molécula cambia lo suficiente como para provocar efectos fisiológicos distintos a los efectos beneficiosos que tienen el aceite de soja y las grasas de los frutos secos. En 1990, dos investigadores holandeses, los doctores Katan y Mensink, publicaron un artículo en el que se demostraba que estas grasas, en realidad, provocaban un aumento del colesterol en sangre y hacían disminuir el colesterol bueno HDL.

¿SON MUY FRECUENTES ESTAS TRANSGRASAS EN LOS ALIMENTOS QUE SE ENCUENTRAN EN LOS SUPERMERCADOS?

Las grasas hidrogenadas gozan de tanta aceptación en la industria dedicada a la comida preparada que se emplean en multitud de alimentos como las patatas fritas (una de las principales fuentes de transgrasas), otros fritos, panes, productos horneados, aperitivos salados, y otros muchos productos de preparación rápida y en conserva. Todos estos alimentos han estado presentes durante años en nuestra dieta, y se pensaba que eran tan beneficiosos como las grasas insaturadas, de las que originalmente provienen. Un importante estudio realizado recientemente indica que limitar el consumo de los ácidos transgrasos es más beneficioso en la prevención de los ataques al corazón, que limitar simplemente el consumo de grasas en general, o incluso el de grasas saturadas.

Constituye un reto encontrar comida preparada que no contenga estas grasas añadidas. Hay que empezar por evitar los alimentos en cuya etiqueta se pueda leer que contienen grasas o aceites «parcialmente hidrogenados». Los fabricantes de margarinas son conscientes de este problema; por lo tanto, las antiguas margarinas basadas en aceites parcialmente hidrogenados, están siendo sustituidas por margarinas que no contienen este tipo de grasas, o con un contenido bajo de las mismas.

¿Cómo debo escoger la carne, las aves y el pescado más sanos?

El pollo, la ternera, el cerdo, el cordero y otras carnes contienen colesterol y grasas saturadas. Si consume estos alimentos, escoja las partes y los cortes más magros. Recuerde que, por gramo, los pollos, con o sin piel, tienen la misma cantidad de colesterol que las carnes rojas, aunque contienen menos grasas saturadas.

Entre la carne, las aves y el pescado, este último debe constituir siempre la primera alternativa. Incluso los pescados grasos, como el salmón, el atún, las sardinas y el pez espada contienen aceites poliinsaturados beneficiosos. Estos aceites ayudan a bajar el nivel de triglicéridos en sangre. Además, estos pescados son ricos en grasas omega 3. Si tiene problemas de peso, escoja pescados con un bajo contenido en grasas, como lenguado y halibut. Los mariscos, como las gambas y los cangrejos tienen colesterol, pero su contenido en grasas es muy bajo. Sin embargo, ninguno de estos alimentos debe constituir la base de una dieta.

¿ES CIERTO QUE ALGUNOS PESCADOS GRASOS SON BENEFICIOSOS PARA MI CORAZÓN?

Sí, puesto que no contienen grasas saturadas, contrariamente a lo que sucede con la carne de la mayoría de los animales; y en cambio tienen grasas poliinsaturadas omega 3, las cuales poseen unas propiedades protectores únicas, entre las que destaca que evitan la formación de coágulos en la sangre. Como consecuencia de un estudio que se efectuó sobre la población de los esquimales, quienes raramente experimentan problemas relacionados con los coágulos sanguíneos, las grasas omega 3 se han convertido en el centro de numerosos estudios durante los últimos años. Intente incluir en su dieta algunas grasas omega 3 provenientes del pescado (especialmente del atún y del salmón). Lamentablemente, la mitad del salmón que consumimos es de piscifactoría, y su contenido en grasas omega 3 es mucho menor.

¿CÓMO PUEDO CONSUMIR GRASAS OMEGA 3 SI NO TOMO PESCADO?

Hay muchos alimentos de origen vegetal que también contienen grasas omega 3. Entre éstos cabe destacar las semillas del lino, las nueces, las pepitas de las uvas, las pepitas de la calabaza, el sésamo, así como otras semillas y los aceites que de ellas se extraen, como la soja. También están presentes en algunas plantas, como la verdolaga, un tipo de hierba mediterránea que crece en estado salvaje en muchas zonas de Estados Unidos. Si puede encontrarla o la quiere plantar, ¡incluya verdolaga en su dieta!

¿QUÉ SE PUEDE DECIR DE LAS DIETAS CON MUY BAJO CONTENIDO EN GRASAS?

Algunos estudios recomiendan seguir dietas con muy bajo contenido en grasa (el 20 % o menos del total de las calorías consumidas) como un medio de prevenir la aterosclerosis. Normalmente, estas dietas son ricas en carbohidratos (como cereales, frutas y verduras), pueden incluir pequeñas cantidades de alimentos de origen animal y limitan de forma muy estricta las grasas de cualquier tipo. Para tener éxito, estas dietas se deben complementar con otros elementos importantes para la salud, como hacer ejercicio, el abandono del tabaco y el control del estrés. Si escoge seguir este tipo de dieta, coméntelo detenidamente con su médico. Para ayudarle a prevenir un aumento del nivel de triglicéridos en sangre, consuma únicamente cereales integrales. Intente consumir la menor cantidad posible de grano refinado, como pan y pastas de harina blanca. En este tipo de dieta se han de incluir algunas grasas omega 3.

Tabla 11.2: Porcentaje de grasas saturadas e insaturadas en algunos alimentos.

Alimentos	Grasas saturadas	Grasas insaturadas
Aceite de maíz	16	84
Aceitunas y aceite de oliva	10	90
Almendras	7	93
Cacahuetes	19	81
Coco	92	8
Huevos (yema y clara)	33	67
Manteca de cerdo	43	57
Mantequilla y leche entera	66	34
Nueces	10	90
Pollo	31	69
Salmón	21	79
Sardinas	22	78
Semillas de lino	10	90
Semillas de sésamo y pasta de semillas de sésamo	15	85
Ternera	48	52

¿Cuál es la diferencia entre los granos refinados y los no refinados?

Los granos, los cereales, las judías, los frutos secos y otras semillas deben constituir la base o el eje de una dieta que tenga por objetivo la salud del corazón. Sin embargo, para obtener de todos estos alimentos el máximo beneficio nutricional, así como una textura y un sabor óptimos, deben ser *no refinados*. Debe limitar el consumo de pan blanco o galletas a contadas ocasiones.

Históricamente, antes de que se extendiera el uso de los molinos de rueda en los últimos años del siglo XIX, que facilitó la elaboración de la harina blanca, tan habitual hoy en día, la gente se alimentaba a base de abundante cereal integral. Era un alimento con sabor, textura y todos los beneficios que la naturaleza ha conferido al grano. Incluso la harina blanca que se elaboraba con los viejos molinos de piedra y que se cribaba en las casas para deshacerse de parte del salvado, era preferible a la harina blanca que se consume en la actualidad, pues parte de aquel salvado y aquel germen no quedaba cribado por los viejos tamices que se solían emplear. La fibra buena, las proteínas, las vitaminas, como la vitamina E, y los minerales se encuentran en el germen o en el salvado del trigo. El germen del trigo también contiene una abundante cantidad de valiosos elementos fitoquímicos, que se han descubierto recientemente, cuyos beneficios para la salud se empiezan ahora a poner de manifiesto, y que no están presentes en la harina blanca. En la actualidad se puede encontrar una amplia gama de panes, pastas y cereales integrales; y no hay razón para que no constituyan una parte fundamental de la dieta.

Por iguales motivos, el arroz blanco no es la mejor elección. Este tipo de arroz ha sido descascarillado, y no posee la fibra y las vitaminas del grupo B de la vaina exterior. En Asia, el descascarillado del arroz integral provocó una epidemia de una enfermedad denominada beriberi. Fue un problema de sanidad pública de tal magnitud que, a principios del siglo XX, condujo al descubrimiento de la primera vitamina, la tiamina o vitamina B_1, que se encuentra en la cáscara del arroz integral. La cebada, otro tipo de cereal y alimento básico en la antigüedad, sufre en la actualidad diversos grados de descascarillado, lo cual provoca también la pérdida de la fibra y las vitaminas.

Es indiferente el cereal que escoja, pero ¡elija siempre cereales integrales!

¿ES CIERTO QUE LA FIBRA HACE DESCENDER EL NIVEL DE COLESTEROL Y AYUDA A QUE ME MANTENGA SANO?

Es cierto. En los vegetales se encuentran muchos tipos de fibras, algunas de las cuales hacen descender el colesterol. Las fibras presentes en la avena, las judías, lentejas, guisantes, fruta fresca y seca (como las pasas) propician la disminución del nivel de colesterol. Otras fibras, como las que hay en los cereales integrales y en los productos derivados, sirven para evitar el estreñimiento, mejorar la función intestinal y mantener el colon sano, reduciendo las probabilidades de sufrir alguna enfermedad, como el cáncer de colon. Las verduras contienen una mezcla de ambos tipos de fibras.

Existen también algunos buenos suplementos de fibras. Muchas fibras concentradas naturales, como algunas resinas vegetales, a menudo con nombres exóticos como por ejemplo el guar, se han utilizado en suplementos para hacer descender el nivel de colesterol. La mayoría de estos suplementos se presentan en forma de polvos y se basan o bien en una sola fibra, como la resina de guar, la pectina, la semilla de *psyllium*, o bien en una mezcla de varias resinas. La manera más sencilla y probablemente más efectiva de tomar estas sustancias es como bebida, removiendo el contenido de una cucharada de polvo en un vaso de agua fría. El líquido suele espesarse momentos después de haberse mezclado, por lo que conviene beberlo inmediatamente.

¿LAS JUDÍAS, LA SOJA Y LAS LENTEJAS PUEDEN AYUDARME A BAJAR EL NIVEL DE COLESTEROL?

Sí, las judías, la soja, las lentejas y los guisantes contienen un tipo de fibra que puede hacer descender el colesterol. Si no está acostumbrado a comer judías o lentejas, es posible que le produzca un poco de flatulencia hasta que se acostumbre, pero existen tantas variedades de judías y de lentejas que con toda seguridad encontrará un tipo de ellas que no le provocarán este problema cuando hayan transcurrido unos pocos días. Es posible que le resulte más fácil empezar con las lentejas y con los garbanzos, para a continuación seguir con las judías. Evite las judías preparadas con alimentos grasos saturados, como las salsas, puesto que a menudo provocan más flatulencia.

¿LOS ALIMENTOS PUEDEN AYUDAR A QUE DESCIENDA MI NIVEL DE HOMOCISTEÍNA EN SANGRE?

El ácido fólico y las vitaminas B_{12} y B_6 son tres vitaminas que ayudan a que disminuya este factor de riesgo. La información que se ofrece en la tabla le permitirá guiarse en la selección de alimentos ricos en cada una de ellas. El ácido fólico es el más efectivo en este sentido; y también son muy beneficiosas las lentejas, las judías, los vegetales de hoja verde y los cereales reforzados para el desayuno. Puede ser útil tomar suplementos que contengan estas vitaminas, puesto que para algunas personas resulta difícil obtener suficiente ácido fólico de estos alimentos. Se puede utilizar tanto un suplemento completo de vitaminas y minerales, o un suplemento a base de vitaminas del grupo B.

¿QUÉ SE PUEDE DECIR DE LOS ELEMENTOS FITOQUÍMICOS DE LOS QUE TODO EL MUNDO HABLA?

Desde la década de los setenta con el descubrimiento de los beneficios de la fibra, y después en los últimos años de la década de los ochenta y principios de los noventa con la identificación de una larga lista de elementos fitoquímicos, nuestro conocimiento ha superado las enseñanzas clásicas del mundo de la nutrición que se basaban en las proteínas, las grasas, los carbohidratos, las vitaminas y los minerales. Se ha descubierto que en las plantas existen cientos

Tabla 11.3: Fuentes alimentarias de ácido fólico y de vitaminas B_{12} y B_6.

Alimentos ricos en ácido fólico	Alimentos ricos en vitamina B_6	Alimentos ricos en vitamina B_{12}
• Verduras de hoja verde, como las espinacas, los nabos, la lechuga; y otros vegetales verdes, como los espárragos y el brécol. • Lentejas, garbanzos, y diversos tipos de judías y guisantes. • Cereales enriquecidos.	• Cereales integrales. • Plátanos, vegetales verdes y con hoja, patatas y sandía. • Carne, pescado, aves. • Cereales enriquecidos.	• Carne, pescado, aves, productos lácteos elaborados como el yogur, otros productos lácteos, yema de huevo. • Algunas levaduras. • Cereales enriquecidos. **Nota:** La vitamina B_{12} no se encuentra en alimentos de origen vegetal.

(y probablemente miles) de componentes denominados elementos fitoquímicos (*fito* proviene del griego, y significa «planta») que son biológicamente activos en los seres humanos y en los animales. Hace algunos años, se pensaba que estos elementos simplemente aportaban color y sabor a los vegetales, o que actuaban como conservantes naturales. Hoy en día se sabe que muchos de ellos evitan la oxidación del colesterol en la sangre, lo que provoca el aumento de la peligrosidad de esta sustancia.

Los elementos fitoquímicos, como sucede con casi todo en la naturaleza y en la ciencia, tienen nombres complicados, como fenoles, flavonoides, fitoestrógenos y licopenes. Sin embargo, normalmente no son mencionados en las etiquetas de los alimentos. La buena noticia es que estos elementos se hallan agrupados de forma natural, en las combinaciones que la propia naturaleza determina, y están presentes de forma abundante cuando se toman las decisiones dietéticas correctas. Actúan junto con algunos poderosos antioxidantes, como el beta caroteno, la vitamina C, la vitamina E, el zinc y el selenio.

Todavía son necesarias muchas investigaciones para desentrañar los beneficios de miles de elementos fitoquímicos que están presentes en alimentos vegetales no refinados, pero no se comete ningún error si en la dieta se incluyen abundantes productos alimentarios ricos en elementos fitoquímicos.

¿Cuáles son las funciones de los antioxidantes?

Los antioxidantes protegen diversas partes del organismo frente al daño que pueden causar algunas formas muy activas de oxígeno, las cuales se producen por diversas reacciones químicas necesarias para mantener las funciones orgánicas. Los antioxidantes protegen a las células que han sido expuestas a factores ambientales tóxicos, como el humo de los cigarrillos, y que resultan dañinos. Este daño que se causa puede contribuir a la aparición o desarrollo de muchas enfermedades, incluyendo las cardiopatías y el cáncer.

¿Debo tomar vitamina E para proteger mi corazón?

En realidad, cuando se habla de esta vitamina se alude a un grupo de sustancias denominadas tocoferoles. Se encuentran en abundancia en los alimentos de origen vegetal con alto contenido en grasas buenas (almendras, germen de trigo, cereales integrales, frutos secos, semillas, mantequilla de cacahuete, y en aceites vegetales prensados en frío o que han sido mínimamente procesados). La vitamina E y otros tocoferoles además de ser vitaminas son poderosos antioxidantes. Al igual que otros antioxidantes, protegen a las grasas insaturadas frente a los daños que puede causar el oxígeno. En los seres humanos, evitan los daños celulares y determinados daños a las LDL. Algunos estudios han demostrado que los suplementos de vitamina E están relacionados con un aumento del HDL y con una reducción del LDL, y que evitan que se produzca una coagulación anormal de la sangre. Investigaciones realizadas sobre diversas poblaciones muestran que cuanto mayor es el consumo de vitamina E, más baja es la incidencia de enfermedades cardíacas.

En primer lugar, hay que intentar obtener los tocoferoles de alimentos como los cereales integrales, los frutos secos y las semillas. A continuación, puede valorarse el recurrir a un suplemento, preferiblemente de vitamina E con diversos tocoferoles. Una buena elección es un suplemento de 200 a 400 UI. Los tocotrienoles, descubiertos hace unos años en la cebada y otros cereales integrales

---

ALIMENTOS RICOS EN ELEMENTOS FITOQUÍMICOS Y EN ANTIOXIDANTES

- La fruta, tanto fresca como seca
- Las verduras
- Judías y lentejas
- Productos derivados de la soja
- Cereales integrales, y los productos elaborados a partir de éstos
- Té, especialmente el té verde

---

están muy relacionados con la vitamina E y los tocoferoles. Su acción hace descender el nivel de colesterol en sangre, y son una pieza más de la maquinaria antioxidante del organismo.

¿QUÉ PUEDE DECIRSE DE LA VITAMINA C Y LAS ENFERMEDADES DEL CORAZÓN?

Al igual que la vitamina E, la vitamina C está presente en aceites y otras grasas de alimentos vegetales. Es una sustancia soluble en agua y se encuentra en muchos fluidos del cuerpo en los que el agua es el principal componente. La vitamina C y la vitamina E se complementan la una a la otra, trabajando en distintas partes del cuerpo. Para conseguir tomar vitamina C debe comerse mucha fruta fresca y verduras (especialmente kiwis, pimientos, tomates, naranjas, limones y otros cítricos, y verduras de hoja verde). Los suplementos de vitamina C también pueden ser de utilidad, pero hay que tomarlos con moderación para que sean seguros. Cuando tome suplementos de vitamina C hágalo en una dieta que sea rica en antioxidantes.

¿QUÉ SE PUEDE DECIR DE LOS PIGMENTOS AMARILLOS QUE SE ENCUENTRAN EN LAS ZANAHORIAS?

Una amplia gama de alimentos de colores muy vistosos contienen vegetales que pertenecen a la familia de la zanahoria. El beta-caroteno es el pigmento que mejor conocemos, pero en la naturaleza hay otros muchos carotenoides. Algunos alimentos con un elevado contenido de carotenoides son:

- Los vegetales de hoja verde, como col rizada, algas, espinacas, nabos y la planta de la mostaza.
- La naranja sanguina, y las frutas y verduras de color amarillo, como albaricoque, cantalupo, zanahoria, mango, papaya, melocotón, pimiento rojo, patata dulce y calabaza de invierno.

Si toma un suplemento de carotenoides, asegúrese de que el único ingrediente no sea el beta-caroteno. Todos los carotenoides tienen que trabajar de forma conjunta. Son pocos los suplementos que contienen una combinación de todos ellos; por lo tanto, antes de comprar conviene leer la etiqueta con detenimiento, y fijarse que aparezcan palabras como «mezcla de carotenos».

¿Cuando cocino, debo emplear hierbas y especias?

Sí. En todas las regiones de la tierra se utilizan hierbas en la cocina, como romero, jengibre, ajo…, para condimentar los platos. Hasta hace poco, todo lo que se sabía era que estas especias servían para hacernos disfrutar más de la comida dándole sabor. La salvia y el romero se asociaban a la cocina mediterránea, el jengibre a la india, y el chile con la mexicana y la del Oriente Medio.

Pero ahora se sabe también que todas estas hierbas son extremadamente ricas en antioxidantes, los cuales evitan que el oxígeno presente en el aire provoque que los alimentos se deterioren o se pongan rancios. Así, el jengibre que se añade a los alimentos en el clima cálido de la India ayuda a preservar la comida, y lo mismo sucede con la salvia y el romero en el sur de Europa. Sin saberlo, durante siglos la gente se ha estado protegiendo frente a las cardiopatías y el cáncer utilizando estas hierbas y especias para conservar los alimentos.

El ajo y otros productos próximos a la familia de la cebolla (cebolla, puerro y chalote) contienen poderosos componentes que tienen propiedades antibióticas, que ayudan también a controlar la coagulación de la sangre, y que, cuando se combinan con una dieta adecuada, sirven para que descienda el nivel de colesterol en sangre.

Utilice hierbas, especias, ajos y cebollas con toda libertad y de forma regular. Ello constituye una agradable forma de proteger los alimentos.

¿Puedo beber un poco de té, café o bebidas de cola?

Sí, se pueden tomar algunas bebidas que contengan un poco de cafeína; por ejemplo, dos o tres tazas diarias de té. Sin embargo, dado que la cafeína es un estimulante, puede hacer aumentar el ritmo cardíaco; por lo tanto, si usted padece una arritmia, es propenso a que se le acelere el pulso, o tiene la presión arterial alta, debe sustituir las bebidas que contengan cafeína por otras descafeinadas, preferiblemente té verde descafeinado.

Las bebidas o alimentos que contienen cafeína y que están más extendidos son el café, el té indio y el chino, el mate en Sudamérica, y las bayas de cola, que dan nombre a las bebidas de cola. No olvide que el chocolate y los productos derivados del cacao también tienen cafeína.

El té verde, y en menor medida el té negro, tienen un elevado nivel de antioxidantes. Los países asiáticos que tienen bajos índices de cardiopatías son normalmente países en los que se consume mucho té. Si escoge una bebida que contenga cafeína, el té debe constituir su primera opción. El té no hace subir el nivel de colesterol en sangre.

Muchas bebidas de cola contienen, además de cafeína, edulcorantes naturales o artificiales, y no contienen elementos fitoquímicos protectores. Recientemente se han comercializado algunas bebidas suaves que contienen cafeína, elaboradas a partir del té y otras hierbas; si tiene oportunidad escoja una de estas bebidas.

El café, cuando es torrefacto, no es rico en antioxidantes. El café no afecta al colesterol en sangre cuando se prepara utilizando un filtro de papel o de metal. Algunos estudios han demostrado que el café hace subir el nivel de colesterol cuando se prepara hirviendo café molido, como es habitual en algunos países, en lugar de verter agua caliente sobre el café que reposa en un filtro.

¿Qué sucede con el vino y el alcohol?

El vino es una rica fuente de antioxidantes, al igual que otros productos derivados de la uva. También contiene alcohol. El alcohol hace aumentar el HDL (colesterol bueno), y algunos estudios relacionan el consumo moderado de vino que se hace en determinados países, como Francia e Italia, con una incidencia menor de enfermedades del corazón. Por todos es bien conocido que el alcohol siempre se debe consumir con moderación, y que debe evitarse durante el embarazo. Quizá la clave de beber vino sea tomarlo únicamente con las comidas. Mejor todavía si se diluye el vino en un poco de agua, como a menudo se hace en las comidas italianas. La regla básica de salud es que las mujeres no deben tomar más de un vaso diario y los hombres no más de dos. Respecto a la cerveza existen menos investigaciones, pero una cantidad moderada puede ser beneficiosa. Como sucede con el vino, si opta por beber cerveza hágalo con las comidas. Beber en exceso puede hacer subir la presión arterial y provocar otros problemas de salud.

Estudios recientes sobre el vino tinto muestran que contiene otras sustancias, además del alcohol, que reportan beneficios adicionales. Una persona no bebedora puede obtener estos mismos beneficios asociados al vino tinto consumiendo uvas o uvas pasas. Es la piel de las uvas (y de las uvas pasas) la que contiene algunos de los antioxidantes responsables del mismo efecto que tiene el vino tinto.

Ésta puede ser la razón por la cual los franceses, aunque su dieta es alta en grasas animales, parecen tener algo de protección frente a las cardiopatías; protección que no se da en poblaciones que comen una cantidad similar de grasas animales, pero que no consumen vino de manera regular. Esto se conoce como la «paradoja francesa». El efecto del vino, al igual que sucede con cualquier otro alimento, se ha de considerar en el contexto de toda una dieta. En los países mediterráneos, como Francia, se consumen grandes cantidades de frutas y verduras en la dieta.

Si bebe alcohol, la mejor elección es un vino con un contenido alcohólico que oscile entre el 11 y el 13 %, y no aquellos que tengan una mayor graduación, como el jerez o el oporto. Otra buena elección es la cerveza, con un contenido alcohólico de aproximadamente el 4 %.

¿Es cierto que lo que como puede interactuar con algunos de mis medicamentos?

Sí, algunos alimentos interactúan con los fármacos, y es posible que sea preciso ajustar las dosis o tomar otras precauciones. Un ejemplo trágico es la muerte, hace varios años, de algunos pacientes que tomaban unos fármacos antidepresivos denominados inhibidores de la MAO (monoamino-oxidasa). En un hospital comieron quesos curados, o vinos envejecidos, y ello les provocó la muerte. La causa de estas muertes fue un componente denominado tiramina (que es inocua para la mayoría de personas), que hace aumentar la presión arterial, pero que normalmente en los intestinos es transformada en una sustancia totalmente inofensiva. Sin embargo, esos medicamentos bloquearon la actividad de los componentes que llevan a cabo esta función, lo cual permitió que la tiramina actuara con toda su intensidad en esas personas enfermas. Afortunadamente, los inhibidores de la MAO raramente se utilizan, puesto que están disponibles otros medicamentos.

Otro ejemplo es el pomelo y el zumo de esta fruta, que puede interactuar con algunos fármacos que se utilizan para tratar las enfermedades cardiovasculares. Algunos componentes presentes en el pomelo interfieren en el modo en que el hígado desactiva algunos fármacos. Asegúrese de informar a su médico o profesional de la salud si toma pomelo con regularidad. En ese caso, debido a la incapacidad del hígado para disponer del fármaco de manera normal, el nivel de éste podría ser excesivamente elevado para el organismo.

Algunas vitaminas pueden interactuar con otros medicamentos. Por ejemplo, los suplementos o los productos alimentarios que contienen vitamina K pueden requerir un cambio en los medicamentos anticoagulantes. Los alimentos pueden afectar a sus necesidades farmacológicas; por lo tanto, *debe asegurarse de que le comunica a su médico que va a seguir la saludable dieta para el corazón que aquí proponemos*. Es posible que haya que ajustar la dosis de algunos fármacos. (Véase el capítulo 5, pág. 79, en la que aparece una relación de alimentos que contienen vitamina K.)

¿ES CIERTO QUE UNA COMIDA PUEDE MATAR?

Si las arterias coronarias están obstruidas y si se tiene tendencia a que se formen coágulos (un *trombo*, como se define en el capítulo 2), la ingestión de alimentos con un alto contenido en grasas animales combinados en una comida con alimentos pobres en fibra y carbohidratos refinados puede tener consecuencias muy graves. Es posible que provoque la formación de un coágulo en una arteria coronaria, previamente obstruida por las placas, y que dicho coágulo la bloquee, desencadenándose un infarto. Si le han diagnosticado una cardiopatía, hay que ser especialmente prudente y evitar este tipo de comidas.

Un enfermo del corazón, que estaba próximo a cumplir los 70 años y que había sido un jugador de tenis muy prometedor, tenía las arterias coronarias gravemente obstruidas. Era un fumador habitual, y seguía una dieta típicamente norteamericana. Había sido advertido de que tenía que extremar las precauciones para evitar complicaciones mayores, si bien él rechazaba los consejos que se le daban sobre los alimentos y el tabaco. Un domingo por la mañana no se presentó a un partido de tenis que había concertado para las diez. No se había olvidado del partido. Al detenerse en una cafetería cuando iba de camino para allí se tomó un desayuno cargado de grasa. Esta comida provocó una reacción en cadena que tuvo como consecuencia la formación de un coágulo en sus arterias coronarias que acabó con su vida.

¿Existe alguna dieta recomendable?

Las dietas de la American Heart Association (AHA) están basadas en los principios que hemos venido desarrollando, y se centran en primer lugar en reducir las grasas saturadas y el colesterol. El National Cholesterol Education Program (NCEP) ofrece unos consejos similares para los cambios en la dieta. La primera fase de la dieta del AHA reduce las grasas de un 8 a un 10 % del total de las calorías; y en la segunda fase reduce las grasas saturadas a menos del 7 % del total de las calorías. Si usted está acostumbrado a la dieta americana típica y adopta la primera fase de la dieta necesitará reducir las grasas saturadas aproximadamente en una tercera parte, y si adopta la segunda fase tendrá que reducir esas grasas a la mitad. Pero no olvide que si sigue una dieta basada en productos vegetales y reduce los alimentos de origen animal con un contenido de grasas medio o alto, ¡estará comiendo de una forma sana sin tener que efectuar ningún cálculo complejo!

Modelo final para una alimentación sana

(En la bibliografía se citan algunos buenos libros de recetas, pág. 194.)

Los alimentos básicos para las principales comidas son de origen vegetal...

- Cereales, harina integral o panes de cereales integrales, pastas de cereales integrales o pastas que contengan por lo menos el 50 % de cereales integrales y el 50 % de sémola, arroz integral u otros cereales, como la cebada o la avena. Esporádicamente puede escoger algún tipo de cereal exótico de grano pequeño, como el mijo.
- Judías, lentejas, guisantes, para complementar los cereales. Estas legumbres hacen descender el nivel de colesterol en la sangre y equilibran las proteínas de los cereales. No se olvide de los productos derivados de la soja, como el queso de soja, el tempeh, el miso y la leche de soja.
- Frutos secos, como almendras, avellanas, nuez pacana, nueces, anacardos, piñones, nueces de macadamia, pistachos y las mantequillas de estos frutos.

- SEMILLAS, como sésamo y mantequilla de sésamo (pasta de semillas de sésamo), cacahuetes y mantequilla de cacahuetes no hidrogenada, pipas de girasol y muchas otras semillas y frutos secos. Leche de frutos secos.
- VERDURAS de todo tipo: algunas verduras de hoja verde, como la col rizada, las lechugas verde o roja; tubérculos como zanahorias, chirivías y remolachas; tomates; pimientos; calabazas; brécol y vegetales de la misma familia. No se exceda comiendo alcachofas, apio, hinojo y pepinos.
- FRUTAS de cualquier clase, excepto coco. Fruta fresca como uvas, higos, ciruelas, cerezas, bayas (desde frambuesas, hasta arándanos), cítricos, kiwis, manzanas, peras, melones y plátanos. Las frutas secas, como uvas pasas o los albaricoques secos. (Es preferible tomar frutas enteras que trozos de fruta.)

Entre los productos animales debe elegir:

- Productos lácteos elaborados (yogur o quesos) desnatados o semidesnatados.
- Pescado, como salmón, atún, sardinas, halibut o lenguado.
- Pollo, al horno, asado o hervido (el pollo contiene grasas saturadas y colesterol; por lo tanto, consúmalo con moderación).

Como condimentos, elija:

- Hierbas, como salvia, tomillo, jengibre y chile.
- Aceites, aceite virgen de oliva extra y aceite de sésamo.
- Vinagre, ajo y pequeñas cantidades de sal.

¿PUEDEN PROPORCIONARME UNA GUÍA VISUAL PARA ESCOGER LOS ALIMENTOS?

Hemos creado una nueva pirámide que denominamos «Pirámide alimentaria para un corazón sano». En otras pirámides alimentarias, las hileras más amplias con todos los alimentos que se pueden consumir libremente, como base de las comidas, se encuentran en la parte inferior de la pirámide, en la primera hilera; y los alimentos que sólo se pueden tomar en cantidades muy limitadas están en la hilera superior. Nosotros hemos decidido colocar los alimentos que

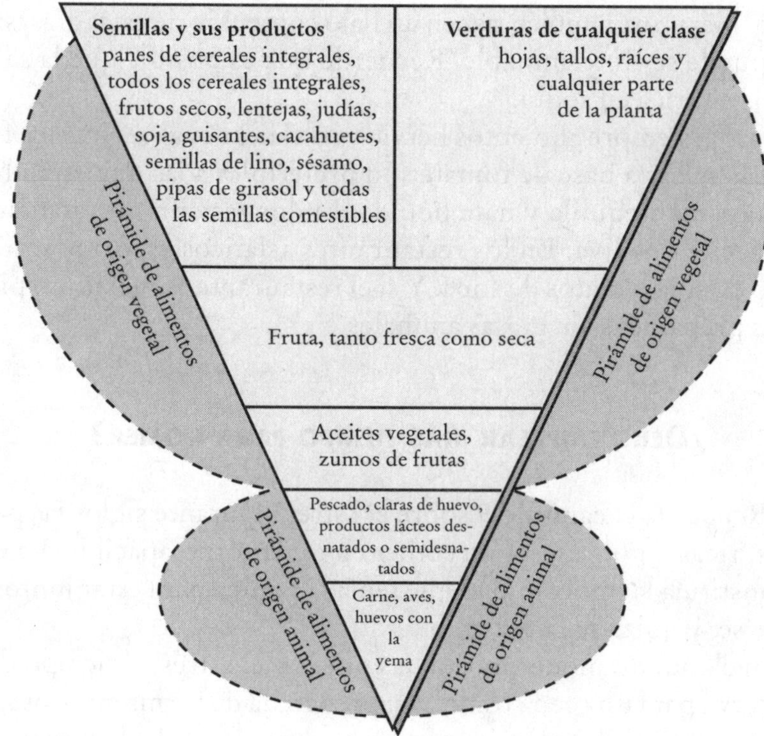

Figura 11.1: Pirámide alimentaria para un corazón sano.
(Cortesía de Sphera Foundation.)

deben constituir la base de la dieta en la parte más alta de la pirámide, para propiciar que cuando se mire la tabla la atención recaiga sobre los alimentos más convenientes. Los alimentos menos adecuados se encuentran en la parte inferior de la pirámide.

¿PUEDO CONSUMIR COMIDAS EXÓTICAS?

Independientemente de si cocina en su casa o sale a comer fuera, la cocina exótica es una manera excelente de degustar una comida sabrosa, y nunca tiene la sensación de que está a «dieta». Además, existe una gran variedad de comidas asiáticas (evitando el glutamato monosódico, GMS), como las comidas chinas, japonesas e indias, con bajo contenido en grasas animales y las cocinas griega, italiana y mexicana también tienen un bajo contenido de estas grasas; la lista puede ser interminable. Recuerde que es posible que la salsa de soja sea rica en sodio.

Escoja siempre alimentos hervidos o al horno, antes que los fritos. Las salsas a base de tomate son preferibles a las que están hechas con mantequilla y nata líquida. En los restaurantes italianos pida aceite de oliva. En los restaurantes asiáticos escoja pescado, queso de soja o platos de sopa. Y si el restaurante es mexicano pida judías preparadas sin grasas animales.

¿DEBO EMPLEAR MÁS TIEMPO PARA COMER?

¿Recuerda el capítulo 9 sobre el estrés? Durante siglos las personas, ricas o pobres, solían comer en un entorno apacible. La cena constituía la oportunidad que tenía la familia para estar juntos y relajarse, y quizá para rezar.

En el mundo moderno, con las prisas y el estrés, el tiempo que se reserva para una cena tranquila, preparada de forma amorosa, es cada vez menor, y en ocasiones incluso desaparece. Es habitual que la cena sea una comida rápida, precocinada, descongelada y calentada en el microondas. Lo que debería ser algo ocasional reservado para situaciones muy concretas, se ha convertido en una rutina cotidiana. De la misma forma, la comida rápida (*fast food*) es para muchas personas la regla, en lugar de ser la excepción. Hay momentos en que estas comidas son adecuadas, pero una comida tranquila, sin prisas (lo que llamamos el *ritual de la comida*) debe formar parte de un día sano y pleno en la vida de todo el mundo, pero todavía más cuando se padece una enfermedad del corazón. Esto no sólo es importante para permitirle preparar comidas adecuadas, también es un componente básico para aliviar el estrés.

Si puede dedicar unos momentos antes de las comidas a la relajación (aunque sea sólo unos minutos), el ritual de las comidas será todavía mejor.

Epílogo

En la actualidad, con nuestros conocimientos sobre las enfermedades del corazón, podemos decir, de forma inequívoca, que su futura salud, y quizá su vida, está en sus manos. Algunos conceptos muy sencillos pueden tener grandes consecuencias no sólo en su salud, sino también en su calidad de vida. Y ello independientemente de que le hayan diagnosticado una cardiopatía y lo que desea es evitar un infarto; de que ya haya padecido un infarto, en la actualidad se está restableciendo y quiera prevenir un segundo ataque; de que tenga un factor de riesgo importante, como un alto nivel de colesterol en sangre; o de que pese a que no haya padecido una cardiopatía, tiene un historial familiar de este tipo de enfermedad.

¿CUÁL ES EL FACTOR MÁS IMPORTANTE PARA UNA BUENA SALUD DEL CORAZÓN?

El estilo de vida que lleve es importante: evite pensar sólo en términos de dieta, ejercicio, alivio del estrés o abandono del hábito del tabaco. Todos estos factores están relacionados de tal manera que llegaría a sorprenderse. La realización de cambios positivos en cualquiera de estos factores será de gran utilidad, pero no olvide nunca que la forma de conseguir un buen estado de salud es eliminar todos los factores de riesgo e incorporar todos los factores de protección.

¡Aprenda a pensar en términos de estilo de vida global, en lugar de planificar acciones aisladas! Muchas personas se concentran únicamente en un solo factor de riesgo de las enfermedades del corazón, o en un único factor de protección, tal vez evitando fumar, o reduciendo el consumo de grasas saturadas, o bien haciendo más ejercicio, o algunos ejercicios de relajación. Todas ellas son acciones beneficiosas, pero aisladas no son suficientes. Piense en un cambio total de estilo de vida.

Sin embargo, siempre es mejor realizar el cambio de una forma gradual, eliminando los factores de riesgo de forma consecutiva. La sensación de victoria y de autoconfianza que tendrá al haber superado uno de los factores de riesgo, le animará a tener más éxito con los restantes.

¿CÓMO PUEDO VISUALIZAR EL ESTILO DE VIDA DEFINITIVO PARA PREVENIR LAS ENFERMEDADES DEL CORAZÓN?

Visualice todos los factores de protección como parte de un todo, en lugar de imaginar entidades aisladas, todos ellos interactuando para mejorar su salud, y para mantenerlo en la dirección adecuada. Lea una y otra vez el capítulo 3 sobre los factores de riesgo y de protección. Consiga una copia de la Pirámide del estilo de vida y de la Pirámide alimentaria para un corazón sano (pág. 181) y póngalas en un lugar en el que las pueda consultar cada día.

¿ESTE ESTILO DE VIDA PUEDE AYUDARME A PREVENIR OTRAS ENFERMEDADES CRÓNICAS?

¡Sí! El estilo de vida que sirve para prevenir las cardiopatías es el mismo que mantendrá su cuerpo en buen estado, disminuirá las probabilidades de sufrir osteoporosis (fragilidad de los huesos que aparece con la edad), de padecer fracturas de cadera, tendrá menos riesgo de sufrir un cáncer, y le permitirá conservar su vitalidad y evitar la aparición de otros problemas que surgen con la edad. Este estilo de vida sano es importante para las personas enfermas del

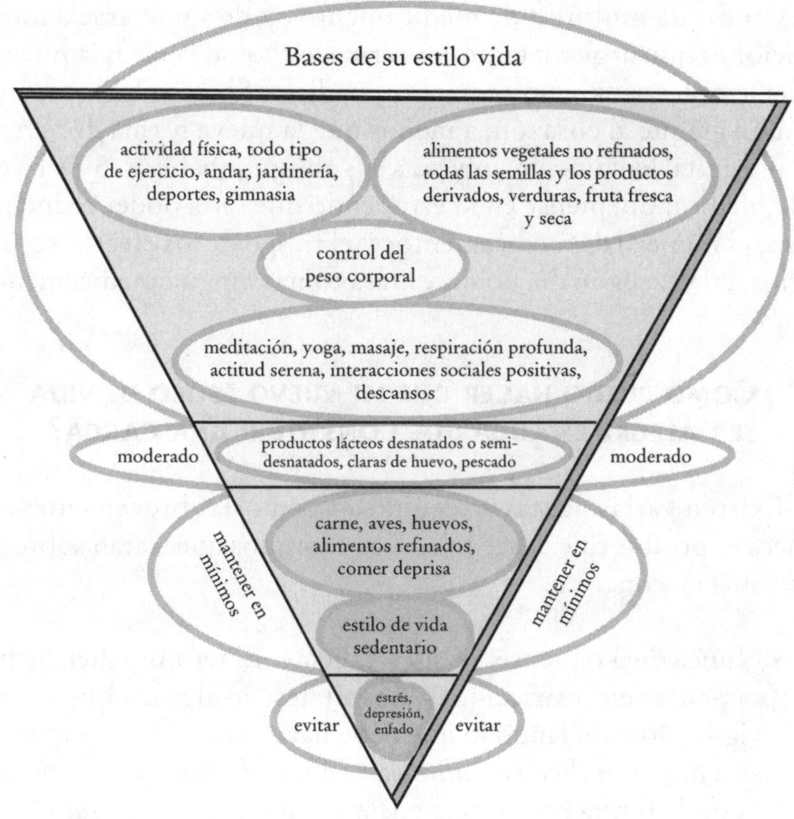

Figura 12.1: Pirámide del estilo de vida. (Cortesía de Sphera Foundation.)

corazón, pero es aplicable a todo el mundo. La elección de los alimentos, el ejercicio, el control del peso, el tratamiento del estrés y evitar el consumo de tabaco son la base de una vida sana.

¿CÓMO PUEDO TENER ÉXITO CON MI NUEVO ESTILO DE VIDA?

Para tener éxito, haga que esta nueva forma de vivir le reporte alegría, afróntelo como una experiencia agradable. Éste es un punto que con demasiada frecuencia se olvida cuando se intentan aprender nuevos estilos de vida. Si cada paso es un obstáculo probablemente desistirá en su empeño. Si la cardiopatía aún no es demasiado grave, piense en que este estilo de vida le ayudará a poder prescindir de multitud de medicamentos y de someterse a intervenciones quirúrgicas: tanto los fármacos como la cirugía pueden hacerse necesarios si no actúa de inmediato. Si usted ha sobrevivido a un ataque al corazón, a menos que la nueva forma de vivir le resulte grata, lentamente volverá a sus antiguos hábitos. Si se ha estado medicando, piense en lo estupendo que sería poder reducir la dosis, el número de medicamentos y el riesgo de los efectos secundarios, tal vez algún día no necesitará tomar ningún medicamento.

¿CÓMO PUEDO HACER QUE MI NUEVO ESTILO DE VIDA SEA ALEGRE EN LUGAR DE CONSTITUIR UNA CARGA?

Existen varias pautas a seguir. Revisémoslas brevemente, entonces es posible que desee releer los capítulos que tratan sobre algún tema en concreto.

- Nunca diga o piense: «Estoy a dieta». El término dieta le hará pensar en restricciones, hospitales, en alguien que lo está vigilando y diciendo lo que debe hacer. *Usted no está a dieta, está disfrutando de los alimentos en su plenitud y se los prepara de la forma que más le gusta. Nada tiene mejor sabor que los alimentos integrales.* Es lamentable que el término dieta haya adoptado esta connotación negativa. Éste es el motivo por el cual es conveniente evitarlo. ¡No está a dieta! Pronto dirá: «Tengo que salir a cenar. Espero que tengan la comida que me gusta. Me encanta». ¡Son sus nuevos alimentos, eso es todo!
- Nunca diga o piense: «Debo hacer ejercicio ahora». Empiece de inmediato. Haga que sea un hábito, de forma que pronto pueda decir: «En mi rato de descanso para comer en el trabajo doy un paseo, esto me hace sentir bien». ¡Debería ser un contratiempo *no* poderlo hacer! Aproveche cualquier oportunidad para realizar una actividad física. No utilice el coche cuando no lo necesite. Si juega al golf, no coja nunca el carro eléctrico. Si puede ir a comprar a una tienda andando, hágalo. Si puede subir las escaleras, en lugar del ascensor, no lo dude.

Si puede utilizar una cortadora de césped manual, no utilice una a motor. Haga de todas estas conductas un hábito. Evite el estrés que produce conducir.

- Nunca diga o piense: «No tengo tiempo para mi meditación o para un descanso». Todo el mundo puede encontrar unos minutos en casa o en la oficina, incluso en un día ajetreado. Ello le proporcionará renovadas energías, y hará que el resto del día resulte más llevadero. Pronto dirá: «Me siento tan bien después de hacerlo. Lo quiero hacer más a menudo».

- Nunca permita que el enfado, la depresión o el miedo se apoderen de usted. Utilice esa energía para hacer ejercicio o, si lo estima necesario, visite a un terapeuta.

- Nunca diga o piense: «Tengo que vivir de acuerdo con tal o cual regla». No hay ninguna regla para usted. Antes al contrario, se trata de una feliz búsqueda de un modo de vida sano. Las normas están hechas para ser infringidas, la alegría está aquí para quedarse.

UNAS PALABRAS FINALES...

Coloque un aura de alegría en torno a su nuevo estilo de vida, la alegría de su nuevo estado de bienestar, lejos de todo lo que había experimentado. En unos tiempos en los que todo el mundo recurre a los fármacos para solucionar el más mínimo problema, usted está en un camino en el que los medicamentos desempeñan el papel que les corresponde: se deben utilizar con cuidado para tratar enfermedades o problemas importantes, y no como un sustitutivo de un estilo de vida sano. Cuando vuelva la mirada unos años atrás con su cardiopatía convertida en un recuerdo, entonces dirá: «Es tan sencillo. Nunca había disfrutado de la vida como ahora. ¿Por qué no sigue todo el mundo este camino?».

Glosario

Angina de pecho: Dolores en el pecho debidos a cardiopatía coronaria: «angina de pecho estable» si se manifiesta en momentos predecibles durante unas cuantas semanas; o «angina de pecho inestable» si el dolor aparece en reposo, es más grave, o aumenta su duración (más de diez minutos) o frecuencia. La angina inestable es una señal de que hay que buscar atención médica inmediatamente, ya que puede ser síntoma de un infarto inminente.

Angio-: Prefijo que significa vasos sanguíneos o linfáticos.

Angioplastia: Empleo de una sonda delgada con un pequeño balón en la punta para desbloquear una arteria coronaria, también denominada angioplastia coronaria transluminal percutánea (ACTP).

Angioplastia coronaria transluminal percutánea (ACTP): Véase **angioplastia**.

Aorta: Arteria principal que parte del ventrículo izquierdo y lleva sangre oxigenada a todo el organismo.

Apoplejía: Lesión de una parte del cerebro que puede ser causada tanto por una hemorragia de una arteria cerebral, como por un bloqueo de la misma. Las apoplejías causadas por hemorragias debidas a un desgarro de una arteria cerebral se denominan apoplejías hemorrágicas y son particularmente frecuentes en aquellas personas que tienen la presión arterial alta.

Arritmia: Trastorno en el ritmo de los latidos del corazón, que puede llegar a ser mortal (véase **fibrilación ventricular**), aunque normalmente no tiene este efecto fatal, especialmente cuando se origina en las cavidades superiores del corazón, o *aurículas*.

Arteria: Cualquiera de los vasos sanguíneos, pequeños y grandes, que transportan oxígeno y nutrientes a todas las partes del organismo.

Arterias coronarias: Arterias que nutren y llevan oxígeno al músculo del corazón y cuya obturación conduce a una cardiopatía.

Ataque cardíaco: Véase **infarto de miocardio**.

Ataques isquémicos transitorios (AIT): Llamados a menudo simplemente «pequeñas apoplejías» para indicar que sus efectos son a menudo breves, ya que normalmente duran menos de una hora.

Aterectomía: Extirpación física de la placa de las arterias coronarias.

Bypass: Véase **cirugía coronaria de** *bypass*.

Cardíaco: Relativo al corazón.

Cardiopatía coronaria (CC): Cambios degenerativos y metabólicos de las arterias coronarias debidos habitualmente a la formación de placas.

Cardiopatía reumática: Enfermedad causada por los efectos tardíos de una infección anterior por estreptococo; más frecuente hace cincuenta años, antes del descubrimiento de los antibióticos; afecta a una o más válvulas cardíacas.

CC (Cardiopatía coronaria): Es lo mismo que enfermedad arterial coronaria (EAC), pero es un término utilizado con más frecuencia.

Cirugía coronaria de *bypass***:** Procedimiento de injerto quirúrgico que evita una arteria coronaria ocluida mediante la fijación de un vaso sanguíneo sano tomado de otra parte del cuerpo.

Colesterol en sangre: Sustancia similar a la grasa, producida por el hígado. Es un importante elemento constitutivo de las células y precursor de varias hormonas.

Colesterol en sangre total: El colesterol total (HDL, LDL y VLDL) hallado en la sangre.

EAC: Véase **enfermedad arterial coronaria**.

Efectos adversos o efectos secundarios: Efectos nocivos, no deseados de un medicamento o de un tratamiento.

Ejercicio aeróbico: Ejercicio que requiere un aumento del ritmo de la respiración durante un período de tiempo, como el *jogging*, el excursionismo, ir en bicicleta o la natación.

Ejercicios de estiramiento: Ejercicios dirigidos a lograr la flexibilidad de los músculos de las piernas, los brazos y el abdomen, antes de realizar un ejercicio intenso; son importantes para evitar lesiones.

Ejercicios de resistencia: Ejercicios de los músculos al superar alguna resistencia, como el levantar pesos, que se combinan bien con los ejercicios aeróbicos.

Embolia: Pequeño fragmento de una placa aterosclerótica que tapona una arteria de calibre menor en el cerebro.

Enfermedad arterial coronaria (EAC): Véase **cardiopatía coronaria**.

Estatinas: Fármacos que inhiben la producción de colesterol.

Fibratos: Fármacos que disminuyen principalmente los triglicéridos.

Fibrilación auricular: Tipo de arritmia centrada en las cavidades superiores del corazón.

Fibrilación ventricular: Ondulación rápida de las cavidades cardíacas inferiores (los ventrículos) que puede durar solamente unos minutos, de lo contrario sobreviene la muerte.

Hipertensión: Presión arterial alta.

Homocisteína: Aminoácido que, si está elevado, puede dañar los músculos y facilitar la formación de coágulos sanguíneos.

Infarto: Súbita insuficiencia del aporte de sangre a una región del corazón.

Infarto de miocardio: Daño a un área pequeña o grande del músculo cardíaco.

Insuficiencia cardíaca congestiva (ICC): Incapacidad del corazón, como bomba, para mantener la circulación de la sangre.

Lipoproteína: Término derivado de *lipo*, que significa «grasa», y proteína.

Lipoproteínas de alta densidad del colesterol (HDL): Conocidas como «colesterol bueno» o protectoras del corazón.

Lipoproteínas de baja densidad del colesterol (LDL): Conocidas como «colesterol malo» relacionadas con el riesgo de cardiopatía coronaria.

Lipoproteínas de muy baja densidad (VLDL): Una de las lipoproteínas que lleva el colesterol en la sangre.

Miocárdico: Referido al miocardio. Véase **miocardio**.

Miocardio: Músculo del corazón.

Miocardiopatía: Otra de las causas de la insuficiencia cardíaca congestiva (ICC), que se da principalmente en adultos, precedida de falta de aliento durante muchos meses; un problema no debido a la aterosclerosis, la mayoría de las veces con una causa subyacente desconocida.

Niacina: Vitamina del complejo B que, en grandes cantidades, hace descender el colesterol.

Período de calentamiento: Período de relajamiento anterior a una sesión de ejercicios intensos para reducir las posibilidades de lesiones.

Período de enfriamiento: Disminución del ritmo después de una actividad física intensa, en lugar de detenerse de forma súbita.

Placas: Depósitos de colesterol y de fibras en la pared interna de las arterias.

Presión arterial diastólica: Valor más bajo de la medición realizada cuando el corazón está dilatado y en reposo por un instante entre dos latidos (del griego *diastellein*, «dilatar»).

Presión arterial sistólica: Valor más alto cuando se mide en el máximo de la contracción cardíaca (del griego *systellein*, «acortar»).

Resinas: Fármacos que fijan los ácidos biliares.

Síntesis: Preparación de un compuesto a partir de otros compuestos o elementos más simples, ya sea de forma natural o artificial.

Stent: Implante para lograr un mayor calibre arterial y evitar que se estreche de nuevo.

Terapia coadyuvante: Véase **terapia combinada**.

Terapia combinada: Una terapéutica combinada con otra para un mayor efecto.

Triglicéridos en sangre: Grasas comunes en la sangre, utilizadas por el organismo para obtener energía.

Trombosis cerebral: Formación de un coágulo de sangre que bloquea por completo una arteria en el cerebro.

Válvulas (cardíacas): Estructuras membranosas que se abren y se cierran para permitir que la sangre entre y salga de las cuatro cavidades cardíacas.

Vascular: Referente a los vasos sanguíneos.

Vaso sanguíneo: Cualquiera de los vasos que transportan la sangre, como arterias y venas.

Vena cava superior: La vena principal que lleva la sangre de regreso al corazón después de haber circulado a través de la cabeza y el cuello, los brazos y el tórax. A veces llamada simplemente vena cava.

Bibliografía

SALUD

American Heart Association, *American Heart Association Guide to Heart Attack Treatment, Recovery and Prevention*, Nueva York, Times Books, 1996.

Burns, David D., *The Feeling Good Handbook*, Nueva York, Plume/Penguin, 1990 (trad. cast.: *Sentirse bien: una nueva fórmula contra las depresiones*, Barcelona, Paidós, 1999).

Cortis, Bruno, *Heart & Soul: A Psychological and Spiritual Guide to Preventing and Healing Heart Disease*, Bruno Cortis, Nueva York, Pocket Books, 1995.

DeBakey, Michael E. y Antonio M. Gotto Jr., *The New Living Heart*, Holbrook, Mass., Adams Media Corporation, 1997.

DeBusk, Robert F., *Cardiac Rehabilitation: A Guide for Patients*, serie nº 0113, San Ramon, Calif., Health Information Network, 1996.

Denton, Timothy A. y Jack M. Matloff, *Coronary Bypass: A Guide for Patients*, serie nº 0112, San Ramon, Calif., Health Information Network, 1997.

Farquhar, John W., *The American Way of Life Need Not Be Hazardous to Your Health*, Menlo Park, N. J., Addison-Wesley, 1987.

Farquhar, John W. y Gene A. Spiller, *The Last Puff*, Nueva York, W. W. Norton, 1990.

Farquhar, John W. y Prudence E. Breitrose, *How to Reduce Your Risk of Heart Disease*, serie nº 0111, San Ramon, Calif., Health Information Network, 1994.

Goldschlager, Nora, *Palpitations and Arrhythmias: A Guide for Patients*, serie nº 0115, San Ramon, Calif., Health Information Network, 1997.

Hittleman, Richard, *Yoga: 28 Day Exercise Plan*, Nueva York, Workman Publishing, 1975.

National Institutes of Health, *Triglyceride, High Density Lipoprotein, and Coronary Heart Disease*, declaración de consenso, 1992.

Pashkow, Fredric J. y Charlotte Libov, *50 Essential Things to Do When the Doctor Says It's Heart Disease*, Nueva York, Plume/Penguin, 1995.

Rothfeld, Glen S. y Suzanne LeVert, *Natural Medicine for Heart Disease: The Best Alternative Methods for Prevention and Treatment*, Emmaus, Pa., Rodale Press, 1996.

Samuels, Mike y Nancy Samuels, *Heart Disease: How to Work with Your Doctor and Take Charge of Your Health*, Nueva York, Summit Books, 1991.

U. S. Department of Health and Human Services, *Cardiac Rehabilitation: Clinical Practice Guideline Number 17*, publicación de AHCPR nº 96-0672, 1995.

—, *Cardiac Rehabilitation as Secondary Prevention: Quick Reference Guide for Clinicians Number 17*, publicación de AHCPR nº 96-0673, 1995.

Weiner, Florence, Mathew H. M. Lee y Harriet Bell, *Recovering at Home with a Heart Condition: A Practical Guide for You & Your Family*, Howard A. Rusk Institute of Rehabilitation Medicine, Nueva York, Body Press/Perigee, 1994.

Williams, Redford y Virginia Williams, *Anger Kills: Seventeen Strategies for Controlling the Hostility that Can Harm Your Health*, Scranton, Pa., HarperCollins, 1998.

NUTRICIÓN

Todos los libros de cocina de esta lista contienen recetas excelentes, pero tal vez necesite modificar algunas de ellas para reducir la cantidad de sal que contienen, así como la grasa saturada y el colesterol de la leche, del queso y de las yemas de huevo.

Cole, Candia Lea, *Not Milk... Nut Milks!*, Santa Barbara, Calif., Woodbridge Press, 1990.

Devi, Yamuna, *Lord Krishna's Cuisine: The Art of Indian Vegetarian Cooking*, Nueva York, Bala Books/E. P. Dutton, 1987.

Dille, Carolyn y Susan Belsinger, *The Chile Pepper Book*, Loveland, Colo., Interweave Press, 1994.

Ewald, Ellen B., *Recipes for a Small Planet*, Nueva York, Ballantine, 1986.

Foster, Steven, *Herbal Renaissance*, Salt Lake City, Utah, Gibbs Smith, 1984.

Garland, Sarah, *The Complete Book of Herbs and Spices*, Nueva York, Viking, 1979.

Greene, Bert, *The Grains Cookbook*, Nueva York, Workman Publishing, 1988.

Hom, Ken, *Asian Vegetarian Feast*, Nueva York, Quill/William Morrow, 1988.

Hush, Joanne, *The Art of Chinese Vegetarian Cooking*, Rocklin, Calif., Prima Publishing, 1996.

Katzen, Mollie, *Vegetable Heaven*, Nueva York, Hyperion, 1998.

La Place, Viana, *Verdura: Vegetables Italian Style*, Nueva York, William Morrow, 1991.

Lappé, Frances M., *Diet for a Small Planet*, Nueva York, Ballantine, 1986.

Lappé, Frances M. y Ellen B. Ewald, *Great Meatless Meals*, Nueva York, Ballantine, 1984.

Lo, Kenneth H., *Chinese Vegetable & Vegetarian Cooking*, Nueva York, Faber & Faber, 1995.

Madison, Deborah, *The Savory Way*, Nueva York, Bantam Books, 1990.

—, *Vegetarian Cooking for Everyone*, Nueva York, Broadway Books, 1997.

Madison, Deborah y Edward Espe Brown, *The Greens Cookbook*, Nueva York, Bantam Books, 1987.

Owen, Sri, *The Rice Book*, Nueva York, St. Martin's Press, 1993.

Sass, Lorna, *Lorna Sass' Complete Vegetarian Kitchen*, Nueva York, Hearst Books, 1992.

—, *Recipes from an Ecological Kitchen: Healthy Meals for You and the Planet*, Nueva York, William Morrow, 1992.

—, *The New Soy Cookbook*, San Francisco, Chronicle Books, 1998.

Shurtleff, William y Akiko Aoyagi, *The Book of Tempeh*, Nueva York, Harper & Row, 1985.

—, *The Book of Miso*, Berkeley, Calif., Ten Speed Press, 1989.

—, *The Book of Tofu*, Berkeley, Calif., Ten Speed Press, 1998.

Solomon, Jay, *Lean Bean Cuisine*, Rocklin, Calif., Prima Publishing, 1995.

Spiller, Gene, *The Superpyramid Eating Program. Introducing the Revolutionary Five New Food Groups*, Nueva York, Times Books, 1993.

—, *Eat Your Way to Better Health: Good Health and Great Recipes with the Superpyramid Eating Program*, Rocklin, Calif., Prima Publishing, 1996.

—, *Healthy Nuts: Your Guide to the Healthful Benefits of Nuts*, Nueva York, Avery Putnam, 2000.

Spiller, Gene y Rowena Hubbard, *Nutrition Secrets of the Ancients: Foods and Recipes for Optimum Health in the New Millenium*, Rocklin, Calif., Prima Publishing, 1996.

Spiller, Monica, *The Barm Baker's*, Los Altos, Calif., Sphaera Press, 1992.

Wolfert, Paula, *Couscous and Other Good from Morocco*, Nueva York, Harper & Row, 1973.

Tabla de medicación

Hora	Medicamento	Dosis	L	M	Mi	J	V	S	D

Índice analítico y de nombres